国家神经疾病医学中心科普丛书

# 科学应对
# 神经系统罕见病

主　审　赵国光

主　编　郝峻巍

副主编　常　红　笪宇威

编　者（以姓氏笔画为序）

王　琪　王明洋　文欣玫　朱文佳

刘　峥　李大伟　李翠景　杨西西

邸　丽　郝峻巍　曹俊巧　龚立超

常　红　崔黎黎　笪宇威　董会卿

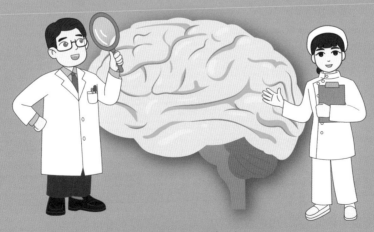

人民卫生出版社
·北京·

**图书在版编目（CIP）数据**

科学应对神经系统罕见病 / 郝峻巍主编 . -- 北京 ：
人民卫生出版社，2024.8. --（国家神经疾病医学中心
科普丛书）. -- ISBN 978-7-117-36674-8

Ⅰ. R741-49

中国国家版本馆 CIP 数据核字第 2024BB5859 号

| | | |
|---|---|---|
| **人卫智网** | **www.ipmph.com** | 医学教育、学术、考试、健康， |
| | | 购书智慧智能综合服务平台 |
| **人卫官网** | **www.pmph.com** | 人卫官方资讯发布平台 |

国家神经疾病医学中心科普丛书
科学应对神经系统罕见病
Guojia Shenjing Jibing Yixue Zhongxin Kepu Congshu
Kexue Yingdui Shenjing Xitong Hanjianbing

主　　编：郝峻巍
出版发行：人民卫生出版社（中继线 010-59780011）
地　　址：北京市朝阳区潘家园南里 19 号
邮　　编：100021
E - mail：pmph @ pmph.com
购书热线：010-59787592　010-59787584　010-65264830
印　　刷：北京瑞禾彩色印刷有限公司
经　　销：新华书店
开　　本：710×1000　1/16　印张：8.5
字　　数：118 千字
版　　次：2024 年 8 月第 1 版
印　　次：2024 年 8 月第 1 次印刷
标准书号：ISBN 978-7-117-36674-8
定　　价：68.00 元

打击盗版举报电话：010-59787491　E-mail：WQ @ pmph.com
质量问题联系电话：010-59787234　E-mail：zhiliang @ pmph.com
数字融合服务电话：4001118166　　E-mail：zengzhi @ pmph.com

　　随着我国人口结构变化和老龄化，神经系统疾病的患病率逐年攀升。这些疾病给个人、家庭和社会带来了沉重的负担，是我国面临的一项重大卫生和社会问题。认识并积极科学地应对神经系统疾病尤为迫切和重要。

　　首都医科大学宣武医院神经内科的医护专家团队精心编撰了本套科普丛书，包含《科学应对脑卒中》《科学应对头晕》《科学应对头痛》《科学应对睡眠障碍》《科学应对阿尔茨海默病》《科学应对帕金森病》《科学应对癫痫》和《科学应对神经系统罕见病》。本丛书旨在以科学的方式传播神经系统疾病相关知识，从这些疾病的概念、症状、诊断、治疗、照护及预防等方面阐述疾病特点，提供健康生活方式和合理饮食的建议及指导，增加大众对疾病的认知，增强大众的保健意识，提高大众的健康水平和生活质量。

　　本丛书各分册均以漫画形式开篇，简要介绍每类疾病，之后以问答形式、通俗易懂的语言、生动形象的插图以及科普短视频，深入浅出地介绍了这些疾病的相关专业知识，帮助大众正确认识这些疾病，传播科学的健康观念，提升非医学专业人群对神经系统相关疾病的理解和认识，促进主动健康。

首都医科大学宣武医院作为国家神经疾病医学中心，践行责任担当，提升服务意识，以人民健康为中心，以医学科普的方式服务人民群众，推动全民健康，从而增强人民群众获得感、幸福感和安全感。希望本丛书能对广大读者有所裨益，为实现健康中国的目标贡献一份力量。

中国科学院院士

2024 年 5 月

# 主编简介

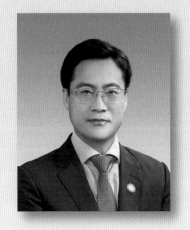

郝峻巍　主任医师，教授，博士研究生导师，国家杰出青年科学基金获得者。

- 首都医科大学宣武医院副院长　神经内科主任
- 国家神经疾病医学中心副主任　医学部主任
- 全国高等医学院校《神经病学》（第 9 版）教材主编
- 中国医师协会神经内科医师分会候任会长
- 北京医学会神经病学分会候任主任委员

从事神经病学医教研工作 20 余年。主持并参与国家自然科学基金委员会重大项目、国家重点研发计划等课题共 30 余项，在 *PNAS*、*JAMA Neurol*、*Neurology* 等杂志发表 SCI 论文 100 余篇，主编著作 12 部，以第一发明人授权专利 16 项。先后获得第九届树兰医学青年奖、第二十四届吴阶平－保罗·杨森医学药学奖等多项荣誉。

主编说
（视频）

# 前　言

　　罕见病是整体人群中患病率较低的一类疾病。我国于 2018 年和 2023 年分别印发了《第一批罕见病目录》和《第二批罕见病目录》，共纳入罕见病 207 种，其中与神经系统相关的罕见病占 20% 左右，包括多发性硬化、视神经脊髓炎、全身型重症肌无力、肌萎缩侧索硬化等。这些疾病多累及青壮年，给家庭和社会带来沉重的经济及精神负担。很多人把罕见病等同于绝症，认为罕见病是比较严重的疾病，甚至会危及生命。而事实并非如此，罕见病不等于重症疾病，有些罕见病也具有良好的预后。因此，正确认识神经系统罕见病，能够缓解患者及家属的紧张焦虑情绪，减少大家对疾病的错误认识，助力神经系统罕见病的规范治疗。我们怀着这样的初衷，诚挚邀请相关专业领域的专家共同编写此科普书籍，通过介绍神经系统较常见的罕见病，简述其症状、治疗及疾病康复护理等，向大众普及神经系统罕见病知识，同时希望为患者的诊疗带来便利。

　　因神经系统罕见病种类较多，本书主要介绍最常见的神经系统罕见病，包括特发性炎性脱髓鞘病、自身免疫性脑炎、重症肌无力、特殊类型的周围神经病等。从疾病的认识、症状、就诊、治疗、照护和预防等多个方面进行介绍。针对患者、公众最常提出的问题，由医学专家结合临床经验和科学研究给予通俗易懂的详细解答，图文并茂，帮助读者轻松理解医学术语和复杂概念。第一篇，"认识神经系统罕见病"带领读者了解神经系统常见罕见病的基本概念，包括疾病的起因和潜在风险。第二篇，"症状篇"深入探讨不同罕见病的常见症状，帮助患者及时识别症状，并理解早期识别症状的重要性。第三篇，"就诊篇"详细介绍如何向医生寻求帮助，以及各种必要的检查方法和步骤。第四篇，"治疗篇"详细介绍针对不同罕见病的治疗方法，包括疾病急性期、缓解期的治疗选择及传统药物和新型药物的区别，帮助患者了解不同的治疗手段。第五篇，"照护篇"从患者居家护理和日常生活的角度介绍如何应对不同罕见病的不同症状，以提高患者的生活质量。第六篇，"预防篇"关注如何预防疾病发生、复发，以及疾病治疗期间的注意事项。

本书旨在为广大读者普及神经系统罕见病的知识，所撰写内容已经过反复修改，但难免会有疏漏之处，欢迎读者批评指正。希望本书能够帮助大众认识神经系统罕见病，面对罕见病时，从恐惧转为科学应对，通过对罕见病的科学普及为临床诊断、治疗罕见病贡献绵薄之力。

郝峻巍

2024 年 5 月

# 目 录

## 开篇漫画

### 第一篇
## 认识神经系统罕见病

第二篇

# 症状篇

第三篇

# 就诊篇

第四篇

# 治疗篇

第五篇

# 照护篇

第六篇

# 预防篇

# 参考文献

开篇

# 漫画

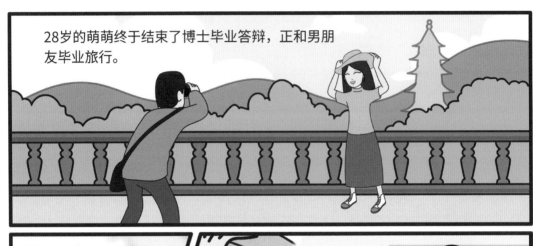

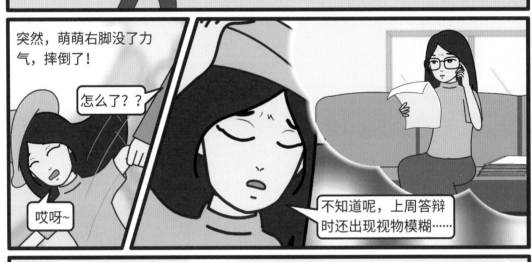

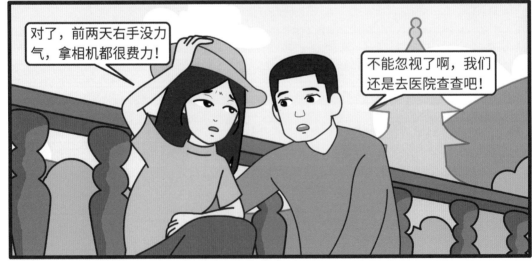

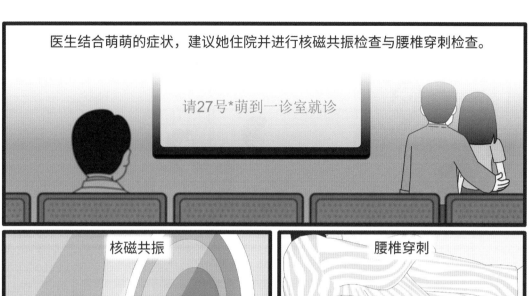

医生结合萌萌的症状，建议她住院并进行核磁共振检查与腰椎穿刺检查。

请27号*萌到一诊室就诊

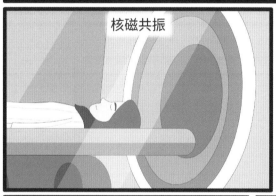

核磁共振

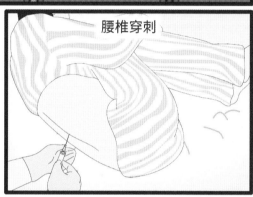

腰椎穿刺

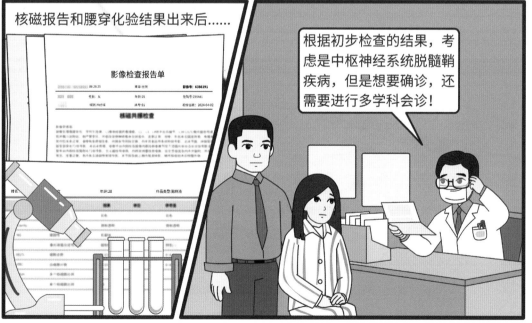

核磁报告和腰穿化验结果出来后……

根据初步检查的结果，考虑是中枢神经系统脱髓鞘疾病，但是想要确诊，还需要进行多学科会诊！

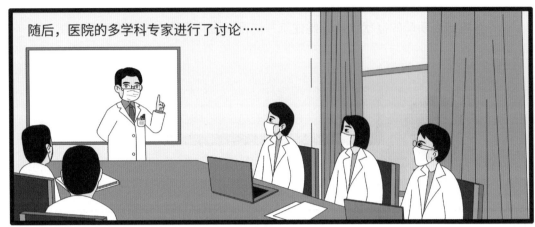

随后，医院的多学科专家进行了讨论……

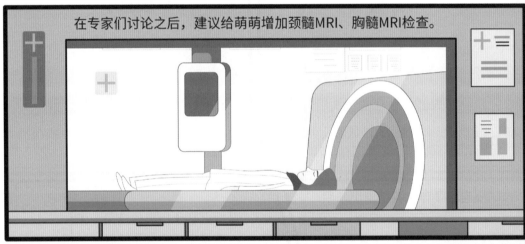

在专家们讨论之后，建议给萌萌增加颈髓MRI、胸髓MRI检查。

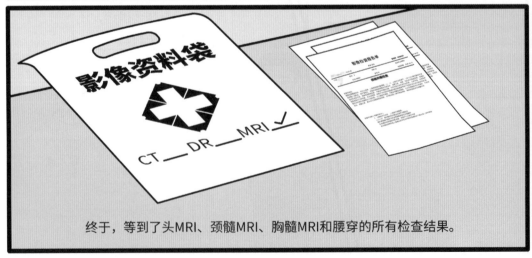

终于，等到了头MRI、颈髓MRI、胸髓MRI和腰穿的所有检查结果。

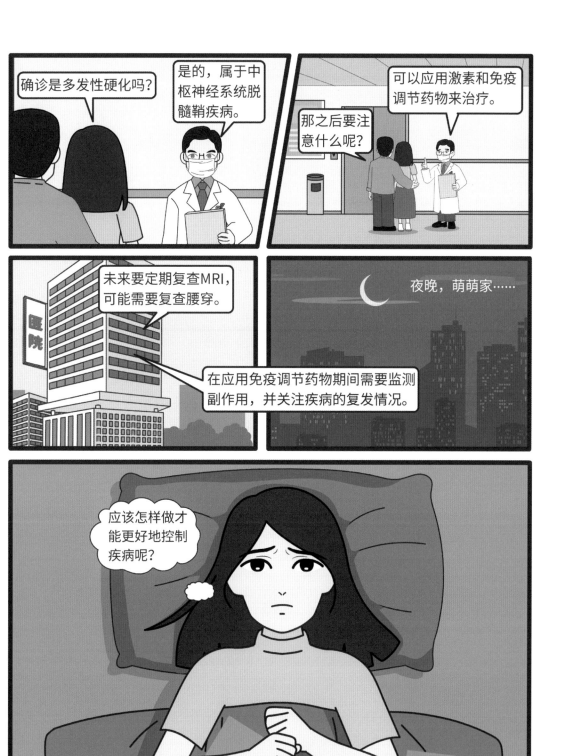

# 1
PART

第一篇

# 认识神经系统
# 罕见病

# 1. 什么是罕见病?

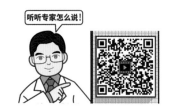

　　罕见病,即患病率较低的一类疾病。《中国罕见病定义研究报告 2021》中对罕见病的定义为新生儿发病率小于 1/ 万、患病率小于 1/ 万、患病人数小于 14 万;符合其中一项的疾病,即可诊断为罕见病。自 2018 年起,我国印发《第一批罕见病目录》,纳入 121 种罕见病;2023 年国家卫生健康委等 6 个部门联合印发了《第二批罕见病目录》,新纳入罕见病 86 种。其中与神经系统相关的占 20% 左右,包括多发性硬化、视神经脊髓炎、全身型重症肌无力、肌萎缩侧索硬化等。罕见病似乎离我们很遥远,但由于我国人口基数大,罕见病的患者数量并不少,我们都应该对罕见病有基本的了解。这也是本书编写的目的,希望带读者了解一些较常见的神经系统罕见病,解答大众对罕见病的疑惑。

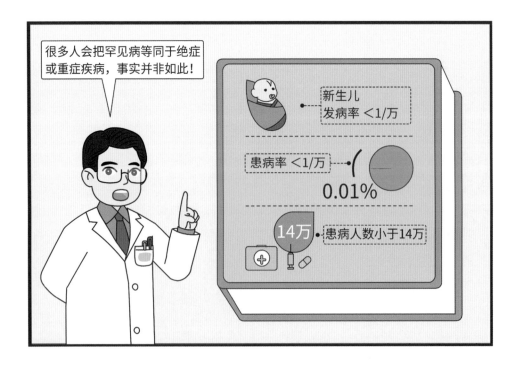

# 2. 神经系统罕见病都包括哪些?

越来越多的神经系统罕见病被大众所熟知,如多发性硬化、视神经脊髓炎、自身免疫性脑炎、慢性炎性脱髓鞘性多发性神经根神经病、重症肌无力、肌萎缩侧索硬化、肝豆状核变性、脊髓延髓肌萎缩症、脊髓性肌萎缩症、脊髓小脑性共济失调、遗传性多发脑梗死性痴呆等。本书重点为大家介绍以下几类:特发性炎性脱髓鞘病、周围神经肌肉病、神经遗传病等。

这些疾病有些累及脑,有些累及脊髓,有些累及支配四肢的神经和／或肌肉,还有一些同时累及脑、脊髓及支配四肢的神经和／或肌肉。因此,神经系统罕见病并不是简单的大脑疾病,而是可能会影响人体多部位、多器官的疾病。

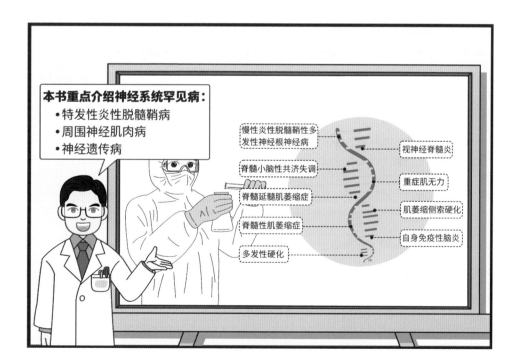

# 3. 带你认识身体通信的总部
## ——神经系统

神经系统就像身体的通信系统，通过层层连接，将"中枢"的信号发布到身体各处（"周围"），也将"周围"的信息收集回"中枢"。例如：想用右手拿筷子夹菜时，右手就会完成夹菜的动作，且右手感受到的筷子的重量等信息也会同时反馈回大脑。但如果这个上下传导过程中的任何一个环节出现了问题，就会出现神经系统的症状，如无法夹起食物或中途掉落。

"中枢神经系统"就是身体的通信总部，发挥主导指挥作用，包括脑和脊髓，简称"中枢"。脑和脊髓发出的神经就是"周围神经系统"，作用于头面部、躯干和四肢，简称"周围"。无论中枢神经还是周围神经，都是由一个个神经元组成，神经元就像电源和电线，电源就是神经元的胞体，电线就是从胞体

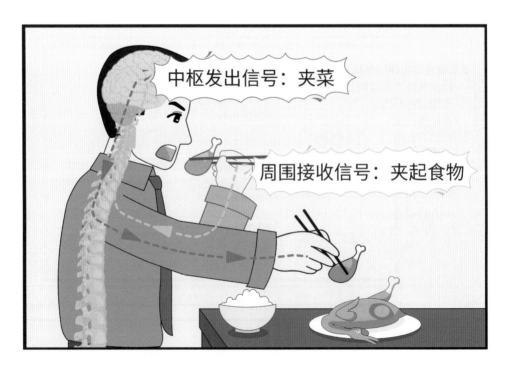

伸出来的"触角"，长一些的触角叫轴突，短一些的触角叫树突。一个个神经元就是通过自身的触角与下一个神经元胞体相连接，构成了庞大的"神经网络"，支配视觉、听觉、语言、运动、感觉、呼吸、胃肠消化、排尿、排便等多种功能，这就是神经系统。

　　神经系统中信号的传导主要分为电信号和化学信号，信号的成功传导依赖于神经系统的完整性，也依赖于电信号、化学信号传导的准确性。当有任何原因导致神经系统结构异常，或信号传导受到干扰，神经系统就会产生异常症状，发生神经系统疾病，如特发性炎性脱髓鞘病，就是神经元"触角"的结构因炎症而变得不完整所引起的一种疾病。

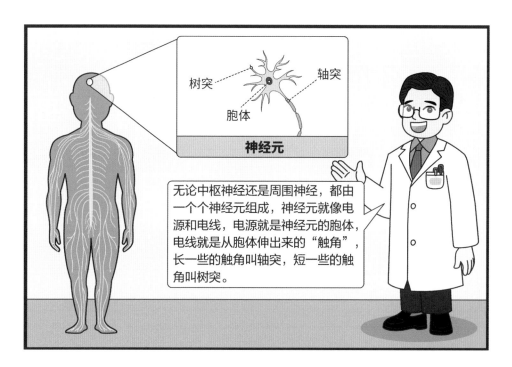

# 4. 神经电信号是如何精准快速传导的
## ——带你认识"功不可没"的轴索和髓鞘

神经电信号在神经信号传导中扮演着十分重要的角色，神经电信号的传导有赖于神经系统结构的完整性。如前所述，每一个神经元胞体会发出不同的触角，通过触角与其他神经元相连，来保证信号的传导，而较长的触角（轴突）用来传出信号，较短的触角（树突）用来接收信号。这些触角的结构像"电线"一样，轴索像电线里面的"铜丝"，髓鞘像包裹在电线外面的"绝缘层"。与电线不同的是，髓鞘包裹轴索呈节段式，可以理解为"一根铜丝"由"多段绝缘层"包裹，中间有未包裹的地方称为郎飞结。因此神经系统的电信号传导是从一段跨过郎飞结跳跃至下一段快速传导的。

可以想象，如果髓鞘部分脱失，电信号在跳跃传导时则不能保持原来的速度传导；如果髓鞘大量脱失，电信号则不能进行传导，这就造成了疾病严重程度的不同。另外，如果髓鞘脱失不能被及时治疗，髓鞘所包裹的轴索也会进一步受到损伤，还有一些疾病会直接攻击轴索。无论神经系统哪里受损，如不及时治疗，都可能导致更进一步的神经系统损伤。

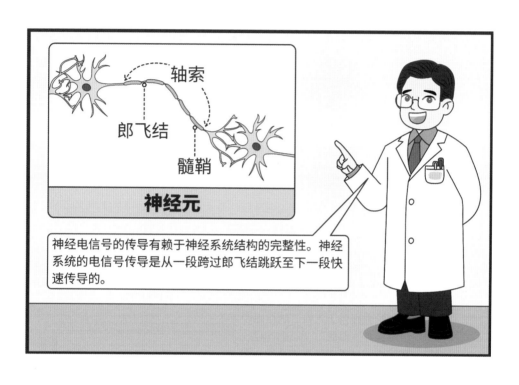

神经元

神经电信号的传导有赖于神经系统结构的完整性。神经系统的电信号传导是从一段跨过郎飞结跳跃至下一段快速传导的。

# 5. 谁"脱"了我的髓鞘?

如果把神经比作"电线",那么髓鞘就是包裹"电线"的绝缘层,而脱髓鞘就是指"电线"绝缘层有了损伤。哪些原因会使"电线"绝缘层损伤呢?自身因素、老化、外界伤害都可以造成"电线"绝缘层的不完整。临床上,导致脱髓鞘的原因包括遗传性和获得性因素,获得性因素包括特发性免疫介导的炎性脱髓鞘和继发性脱髓鞘,后者包括缺血、中毒、代谢异常、感染、外伤、肿瘤等。因此,当看到检查报告上写有"脑白质脱髓鞘""缺血性脱髓鞘""周围神经脱髓鞘"等字眼时,可以先不必着急,因为这些都是在描述髓鞘的不完整性,而髓鞘脱失的原因还需要进一步检查。

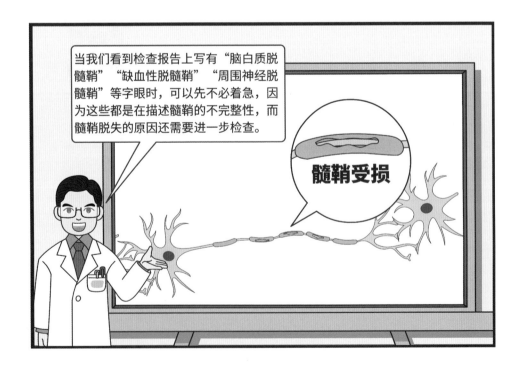

# 6. 常见的中枢神经系统炎性脱髓鞘疾病有哪些？

常见的脱髓鞘病是导致髓鞘脱失的一类疾病，一般指与免疫功能相关的中枢神经系统炎性脱髓鞘疾病。这类疾病是由于自身免疫因素，或因为其他疾病影响如病毒感染引起的免疫异常，从而导致髓鞘的破坏或脱失。一般分为特发性免疫介导的炎性脱髓鞘病和继发于其他病因引起免疫异常导致的脱髓鞘疾病。

（1）特发性免疫介导的炎性脱髓鞘病：特发性炎性脱髓鞘病目前病因仍不明确，与自身免疫因素相关，患者自身产生的抗体或自身免疫细胞"敌友不分"，开始攻击神经系统的髓鞘，常见的疾病包括多发性硬化、视神经脊髓炎谱系疾病、MOG 抗体相关疾病、同心圆硬化（Balo 病）等，患者的免疫学检查会出现异常结果。

（2）继发于其他病因的炎性脱髓鞘病：继发于其他病因的炎性脱髓鞘病是由于其他原因引起的免疫异常，继而引起髓鞘的脱失，如病毒感染后或自身免疫疾病引起的人体自身免疫异常，引起了继发的中枢神经系统炎性脱髓鞘病。这类疾病不一定能从血液或脑脊液中找到特发性炎性脱髓鞘病的相关抗体，但一般能够找到一些提示免疫异常的证据。

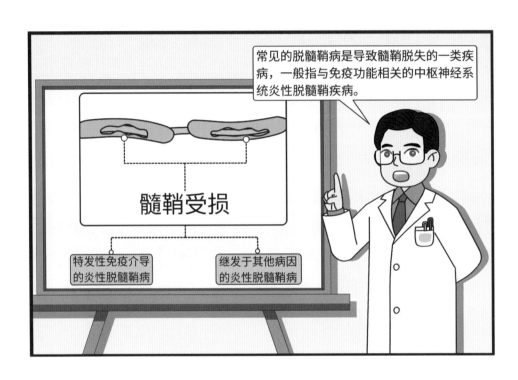

# 7. 为何骨科医生建议患者到神经内科诊治脊髓病?

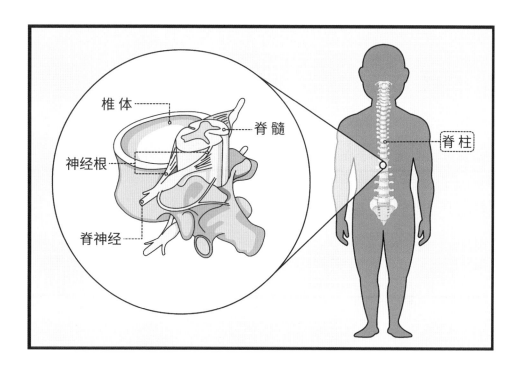

椎体

神经根

脊神经

脊髓

脊柱

　　脊椎和脊髓是不同的结构,脊椎即通常所说的脊柱,而脊髓是脊柱内部包裹的结构。颈椎病、腰椎病是脊椎出现了问题,通常应到骨科就诊。而如果脊柱内部包裹的脊髓出现了问题,就是中枢神经系统出现了损伤,因此当骨科医生建议患者到神经内科就诊时,说明其症状可能是由脊髓病变引起的。

广义的脊髓病包含所有病因,如外伤、缺血、肿瘤等,本书涉及的脊髓病主要是神经系统罕见病中较常见的炎性脊髓病。脊髓炎症状一般来势较急,突然出现,随后快速进展。患者最主要的症状是肢体无力、麻木及排尿、排便的异常,这些症状有时仅累及一侧肢体,有时类似截瘫,让人觉得身体某个部位以下没力气或没有感觉。另外,脊髓炎患者还经常出现抽筋、"过电样"感觉,如低头时后背出现一过性过电感。有时脊髓炎患者也会出现其他症状,如视神经脊髓炎谱系疾病患者可以出现脊髓炎和视力下降、恶心、呕吐、嗜睡等。

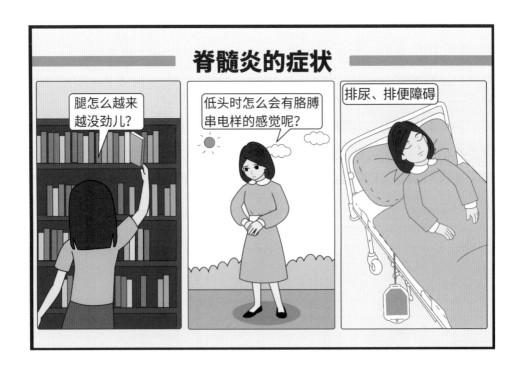

# 8. 什么是脑炎?

脑炎就是脑的炎症,大致可分为两类:一类是感染某种病原体引起的脑炎,如病毒性脑炎、结核性脑炎等;另一类是免疫异常引起的脑炎,如自身免疫性脑炎。脑炎患者的症状可急可缓、可轻可重,但共同点都是脑实质损伤,往往引起认知或精神症状,如记忆力下降、幻视、幻听、性格改变、精神行为异常等。

这些症状一般被家人或同事较先发现,因为患者有时并无肢体无力、麻木的症状,患者自己并不能及时地发现异常。除此之外,有些人可能会伴有发热、头痛、恶心、呕吐等症状,还有些人可能出现癫痫样抽搐的表现。因此,当出现以上症状时,不要掉以轻心,应尽早就诊咨询。

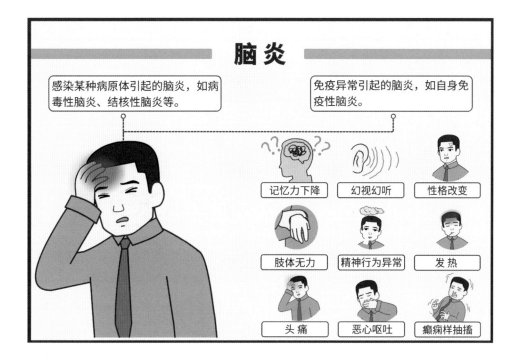

# 9. 周围神经病都包括哪些？

周围神经的功能是将大脑和脊髓发出的信号传达到身体的各个部位，如手指、脚趾、四肢、肠胃等。周围神经病就是周围神经受累的统称。周围神经病可以由多种原因引起，包括糖尿病、感染、药物毒性、遗传因素、自身免疫性疾病、酗酒和其他潜在因素。不同的病因可能导致不同类型的周围神经病。

周围神经病患者常常出现麻木症状，患者的肢体常常有疼痛、烧灼感，且一般在肢体末端出现。根据累及的部位，还会出现相应部位的无力，如左腿的周围神经受累时，麻木和无力的症状则主要集中在左腿，而其他肢体没有异样。当支配呼吸、消化、排尿、排便、排汗等功能的神经出现病变时，患

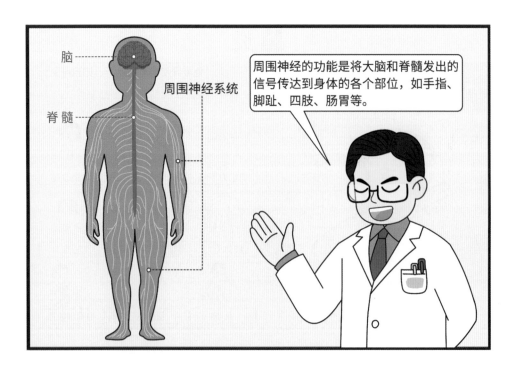

者还会出现呼吸困难、消化不良、大小便异常、汗液分泌异常等情况。因此，周围神经病种类多样，可累及的部位非常广泛。医生诊断周围神经病时通常需要收集详细的病史并进行详尽的体格检查，检查一般包括神经电生理检查（如周围神经传导检查、针极肌电图）、血液检查、腰椎穿刺和脑脊液检查、神经影像学检查和神经组织活检等。

神经系统罕见病中较常见的免疫性周围神经病包括急、慢性炎性脱髓鞘性多发性神经根神经病、多灶性运动神经病等，这些疾病的发病原因尚不明确，可能与感染、免疫相关。周围神经病的预后因病因而异，需要进行长期的治疗和随诊。

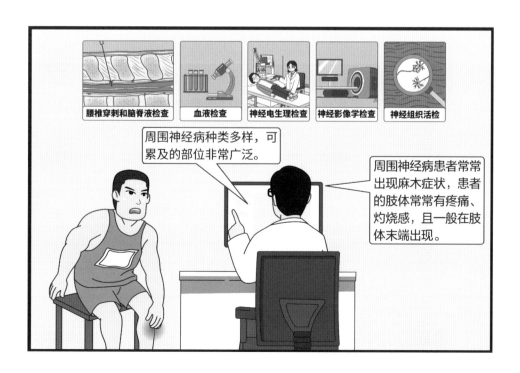

# 10. 初识重症肌无力

重症肌无力是一种罕见的自身免疫性神经肌肉接头疾病，即周围神经连接肌肉的连接处出现了问题，其最主要的症状就是疲劳不耐受，也就是通常所说的"晨轻暮重"，即患者早上起来精神抖擞，到下午就会觉得越来越没劲儿。这与正常工作一天后的疲惫、乏力不同，重症肌无力患者表现为肌肉没有力量，如眼睛怎么用力都睁不开、咀嚼和吞咽无力、胳膊抬不起来、扶着扶手上楼都费力等。这样的疲劳不耐受不是一成不变的，而是在休息后能够完全或部分好转的。

重症肌无力是因免疫系统错误地攻击了神经肌肉接头，阻碍了神经信号向肌肉的有效传递，从而导致肌肉无力的疾病。诊断重症肌无力一般需要依赖肌电图和血清抗体检测，如抗乙酰胆碱受体抗体检测等。治疗包括胆碱酯酶抑制剂和免疫调节药物。此外，部分重症肌无力患者存在胸腺瘤，发现后还应选择适当的手术时机进行胸腺切除。大多数患者可以通过药物治疗和康复治疗来控制症状，虽然此疾病是慢性的，但通过药物辅助，患者可以过上相对正常的生活。少数患者可能会面临更严重的情况，如呼吸肌受累时，可能会危及生命，出现"肌无力危象"，此时应立即到急诊就诊缓解症状、抢救生命。

# 晨轻暮重

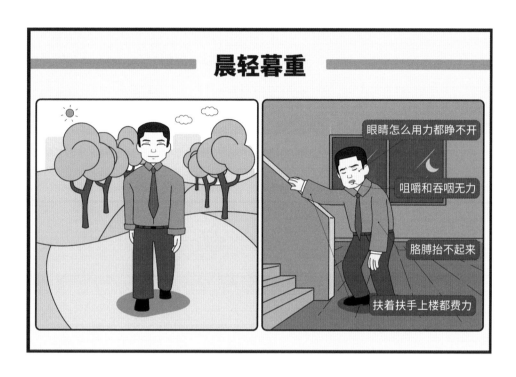

眼睛怎么用力都睁不开

咀嚼和吞咽无力

胳膊抬不起来

扶着扶手上楼都费力

# 11. 什么是"渐冻症"?

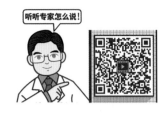

听听专家怎么说!

"渐冻症"即肌萎缩侧索硬化( amyotrophic lateral sclerosis，ALS )，是神经元胞体受累的一种疾病。神经元分为运动神经元( 支配力量 )和感觉神经元( 支配痛觉、温度觉等 )，"渐冻症"患者的运动神经元受累后出现肌肉无力和萎缩的症状。5% ~ 10% 的"渐冻症"与遗传有关，但大多数患者病因尚不明确。"渐冻症"最常见的发病年龄在 55 岁左右，主要症状包括逐渐加重的肌肉无力、肌肉萎缩、肉跳、抽筋及肢体僵硬痉挛感，一般会从一侧肢体开始，逐渐进展到全身各部位，包括语言、吞咽、呼吸的肌肉受累。由于"渐冻症"是运动神经元受累，患者较少出现麻木、疼痛或其他感觉异常。

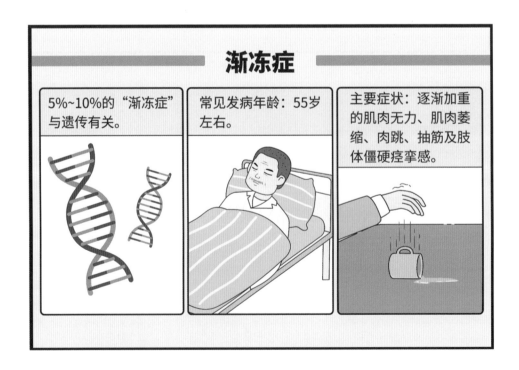

# 12. 什么是神经系统遗传病?

神经系统遗传病是由基因突变引起的一类具有家族遗传性的神经系统疾病,很多神经系统罕见病与基因突变有关。这些突变可能是父母遗传的或发育过程中产生的,如脊髓性肌萎缩症、腓骨肌萎缩症、脊髓小脑性共济失调、假肥大型肌营养不良等。

神经系统遗传病的症状因病种而异,复杂多样,常见症状包括肌无力、肢体活动不协调(走路姿势异常)、感觉异常、认知功能较同龄人差、视力受损、听力受损、抽搐和自主神经功能异常等。诊断神经系统遗传病通常需要进行基因检测,绝大部分疾病暂时缺乏治愈的方法,治疗往往是对症支持性的,目的在于减轻症状和提高患者的生活质量。

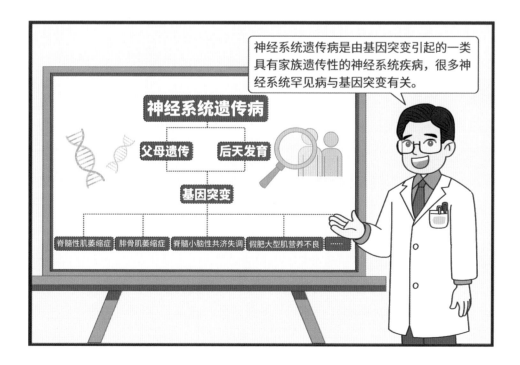

第二篇
# 症状篇

# 1. 特发性炎性脱髓鞘病有什么特点？

特发性炎性脱髓鞘病具有一些共同点。首先，多数特发性炎性脱髓鞘病呈现"复发—缓解"的病程，往往分为急性发作期和缓解期。其次，特发性炎性脱髓鞘病具有一些共同的症状特点：

（1）**感觉异常**：除了常见的麻木感，脱髓鞘病还会出现刺痛、发痒等症状，这些症状可能出现在身体的不同部位，有时还表现为低头或弯腰时肢体、躯干的过电感。

（2）**运动障碍**：包括肢体无力、痉挛、动作不协调等，如患者患病前可以轻松拎起水壶，患病后则难以拎起。

（3）**疲劳感**：是特发性炎性脱髓鞘病的常见症状，与无力不同，患者可能感受到不同程度的疲劳、乏力，严重时会影响生活，如患者不能像患病前那样长时间逛街购物，总是需要中途休息。

（4）**平衡和协调障碍**：患者可能会出现步态不稳或容易跌倒的现象，有时也会出现夜间较白天平衡更加不稳的情况。

（5）**眼部症状**：患者表现为视力下降、视物重影、眼痛、颜色感知异常等，一般是持续性的，常常与疲劳和用眼过度无关。

（6）**言语和吞咽问题**：患者可能出现吞咽困难、言语含糊、饮水呛咳等问题。

（7）**排尿排便障碍**：部分脊髓受累的患者可能出现排尿、排便障碍的问题，包括尿频、尿急、尿便失禁、尿潴留、便秘等。

（8）**认知功能障碍**：一些患者可能出现记忆力减退等症状，这类症状往往在起病初期容易被忽略。

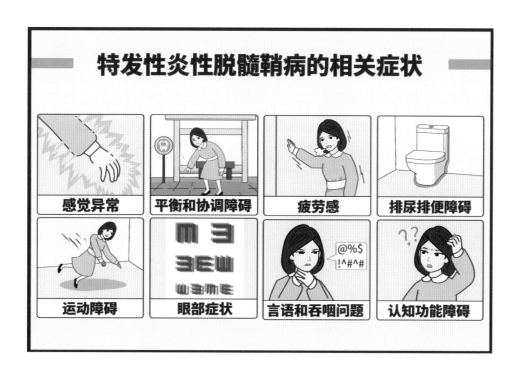

# 2. 哪些症状提示特发性炎性脱髓鞘病复发？

　　判断特发性炎性脱髓鞘病是否复发，首先要排除发热、感染等情况。当突然出现新的症状，如视力下降、转眼时疼痛、眼眶痛、头晕、视物成双、面瘫、饮水呛咳、言语不清、频繁呃逆呕吐、走路不稳、肢体麻木无力、疲劳加重、感觉异常（冷热觉、痛觉异常）、走路踩棉花感、大小便异常、癫痫发作、记忆力下降、嗜睡等，且症状持续大于 24 小时，需警惕疾病复发。除此之外，如果未出现新症状，但原本稳定或消失的症状加重或重新出现，如行走距离较前明显缩短、视物模糊加重甚至失去光感等，且持续时间大于 24 小时，也需要警惕疾病的复发。一旦出现上述情况，患者需尽快就医，及时诊治。

　　值得注意的是，还需要鉴别复发与假性复发，因为脱髓鞘病患者在泡温泉、蒸桑拿、感染、发热或压力过大、熬夜等情况下会出现原有症状的波动，但一般不超过 24 小时，可严密观察病情变化，若脱离上述环境后（如离开桑拿房）症状很快好转，考虑为假性复发，但仍需记录病情变化。

　　疾病复发次数增多，可能会导致不可逆的残疾进展，因此早期识别复发，早期治疗尤为重要。

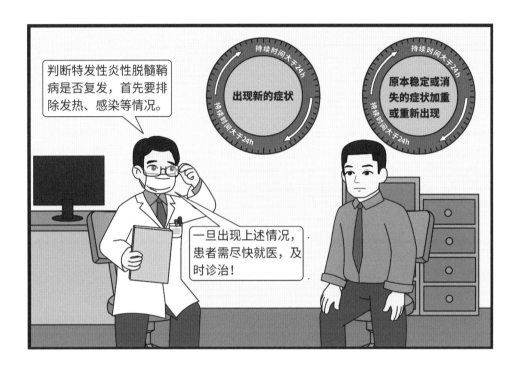

# 3. 视物模糊需要到神经内科就诊吗？

视物模糊是一种常见的视觉问题，可能由多种原因引起。眼科方面包括近视、老花眼、白内障、青光眼等，神经内科也有许多疾病会表现出视物模糊的症状，包括视神经炎、脑神经麻痹、脑梗死累及视觉传导通路等。如果患者出现视物模糊的症状，建议先前往专业的眼科就诊，如果眼科检查排除了眼部原发疾病的问题，建议到神经内科就诊，进一步完善神经系统疾病的相关检查。

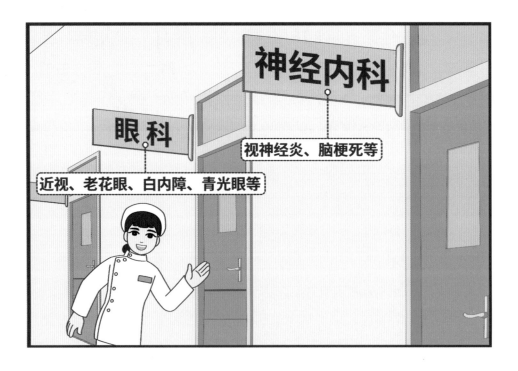

当然，某些情况的出现提示视物模糊的问题来源于神经系统，这时建议尽早到神经内科就诊：

（1）存在视物成双，但当遮挡一只眼睛看东西时便不模糊了；或有一只眼球转动、运动受限。

（2）伴有头痛、恶心、呕吐等可能的高颅压症状。

（3）单眼或双眼视力突然下降或丧失，或有一过性黑矇，特别是对于老年人，需要排除眼动脉阻塞的情况。

（4）存在眼部症状，并伴随一些感觉异常、肢体无力的症状时，要警惕眼部症状可作为特发性炎性脱髓鞘病的一次发作。

（5）伴有眼睑下垂、吞咽困难、咀嚼困难、肢体无力，需警惕重症肌无力等疾病。

# 4. 双腿麻木无力是脊髓病吗？

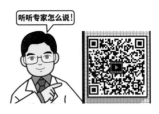

听听专家怎么说！

在神经系统疾病中，双腿麻木无力的常见原因是脊髓或周围神经出现异常。因为支配双侧肢体的神经均在脊髓中走行，脊髓中神经密集，如果出现损伤，很有可能对双侧肢体造成影响，除了肢体麻木无力外，还可能出现排尿、排便障碍等症状；周围神经受损也可出现双侧对称性症状，如慢性炎性脱髓鞘性多发性神经根神经病的症状表现为双侧肢体麻木无力，有时麻木无力累及四肢，有时可累及双下肢。因此，当出现双下肢麻木无力时，建议尽快就医，医生需要通过查体来初步评估判断是脊髓病还是周围神经受损，有时需要完善脊髓磁共振成像和肌电图来明确诊断。无论是哪种疾病，一旦出现双下肢麻木无力，都需要尽早就医。

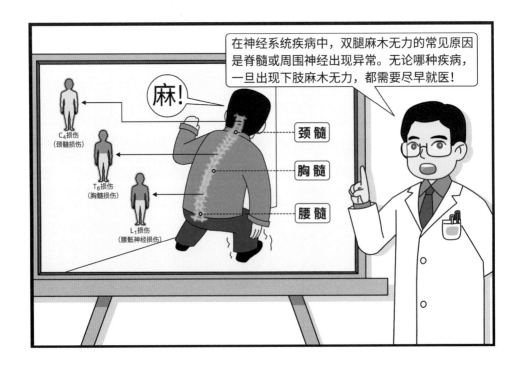

# 5. 排尿障碍是脊髓病的症状吗？

当疾病累及脊髓时，患者可出现排尿障碍，伴或不伴大便异常，表现为尿频、尿急、排尿次数增多、排尿不尽、尿潴留。除了脊髓受损会出现排尿障碍，当周围神经受损累及到自主神经时，也会出现排尿障碍。无论是哪种神经系统疾病导致的排尿障碍，常常伴随其他症状，如下肢麻木、无力等。因此，当出现排尿障碍时，如果已排除泌尿系统疾病，如泌尿系统感染、前列腺增生等疾病，应及时至神经内科就诊，以明确是否患有脊髓病。

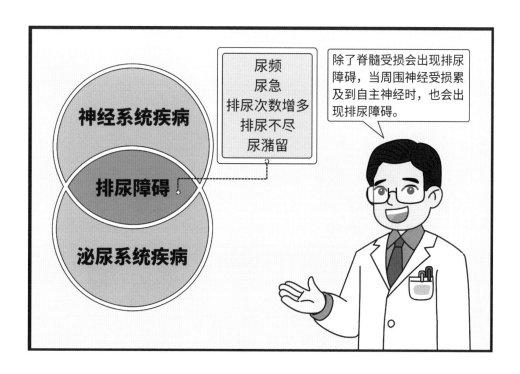

# 6. 睡眠增多需到神经内科排查脑炎吗?

　　除了睡眠不足和劳累,还有一些疾病可能引起睡眠增多,如自身免疫性脑炎。脑炎患者有时并不会出现类似炎症的急性发热等表现,而是会出现较隐匿起病的症状,如患者在不疲惫的情况下睡眠增多,表现为白天夜晚都想睡觉。如果是神经系统疾病,一般还会伴随其他症状,如癫痫样抽搐、记忆力下降等。另外,抑郁症、贫血、甲状腺功能减退、肝肾疾病晚期等全身性疾病也可能出现睡眠增多。如出现睡眠增多,建议及时就医观察,排查器质性病变后妥善治疗。

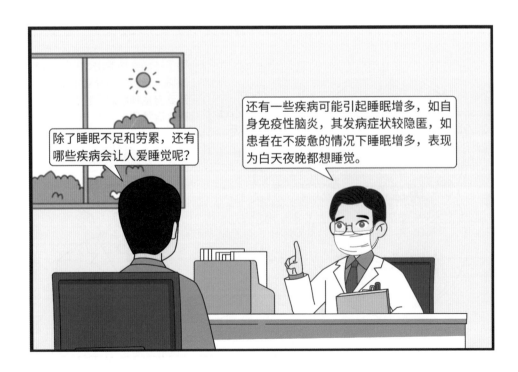

除了睡眠不足和劳累,还有哪些疾病会让人爱睡觉呢?

还有一些疾病可能引起睡眠增多,如自身免疫性脑炎,其发病症状较隐匿,如患者在不疲惫的情况下睡眠增多,表现为白天夜晚都想睡觉。

# 7. 记忆力下降是脑炎的表现之一吗？

　　当出现与年龄不符的记忆力下降，特别是起病比较急的情况，需要警惕是否存在脑炎。脑炎类疾病引起的记忆力下降一般不能用客观因素解释，如突然压力过大、患有精神类疾病等，且症状会持续加重，伴或不伴发热，有时会有精神行为异常、癫痫样抽搐等伴随症状。简而言之，当出现了不能解释的记忆力下降，建议前往神经内科排查感染、免疫因素引起的脑炎。

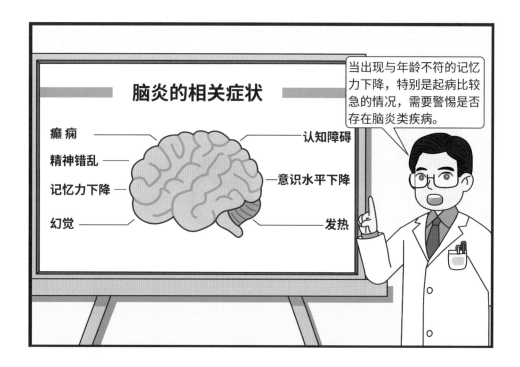

# 8. 突然性格改变、爱发脾气，可能是脑炎吗？

有些疾病的首发症状是性格改变，如自身免疫性脑炎，患者可能从一个温文尔雅的人突然变得爱骂人、不认识亲人、性格暴躁、无法交流、幻视、幻听等，还可能出现癫痫发作，这可能并不是因为其遭受了什么工作、生活的打击，而是受感染或免疫等因素影响，使得大脑功能异常，无法控制自己的认知和行为。脑炎所致的性格改变、爱发脾气往往伴随其他症状表现，如发病前有感冒、腹泻、工作压力增大等情况发生，发病过程中伴或不伴发热，可能还伴有睡眠不规律、睡眠增多、记忆力下降、精神行为异常等，如在休息放松后症状不能改善，且症状持续加重，建议尽快前往神经内科就诊，排查器质性疾病。

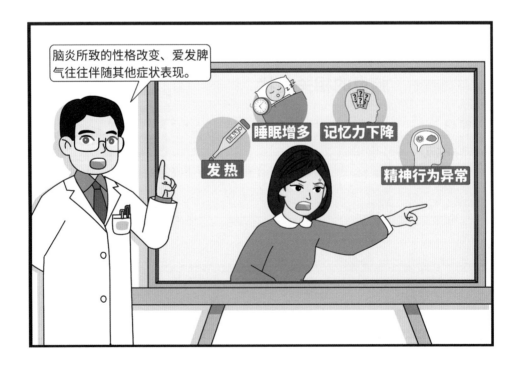

# 9. 眼睛总是睁不开是面瘫吗?

　　我们常说的面瘫即神经内科医生常说的"周围性面瘫",主要症状为抬眉、闭眼、鼓腮的动作不能完成。而眼睛总是睁不开,需要考虑眼科和神经内科疾病,如干眼症、结膜炎、睑腺炎等眼科疾病,以及重症肌无力、动眼神经麻痹和肌张力障碍等神经内科疾病。可以观察是否存在"晨轻暮重"等重症肌无力的典型症状,也应关注是否存在眼球运动障碍、瞳孔大小异常或眼球内陷的问题,在不能排除病因的情况下,建议到眼科和神经内科就诊查明病因。

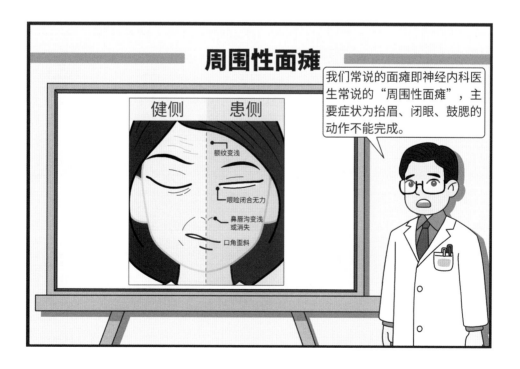

# 10. 肌肉跳是"渐冻症"吗？

"肉跳"也被称为肌束震颤，表现为肌肉的细微而快速的收缩。这种症状通常表现为患者感到肌肉的跳动或抽动，可以局限于一小群肌肉，如眼皮跳动，也可以涉及更广泛的面部、肢体或躯干肌肉。

其实，不必谈"肉跳"色变，如果仅有"肉跳"，并没有出现肢体无力与肌肉萎缩的症状，那么大多数患者的"肉跳"属于良性肌束震颤。一般运动、疲劳、压力较大，使用利尿剂、糖皮质激素、雌激素，饮用过量的茶、咖啡因，感染，甲状腺功能亢进等都有可能出现"肉跳"症状，此时如果有相应的疾病，可以治疗原发病，如果是疲劳、焦虑等情况导致的"肉跳"，可以试着放松心情。"肉跳"只是"渐冻症"的其中一种症状，"渐冻症"的其他症状还包括逐渐加重的肌无力、肌肉萎缩。因此，当"肉跳"伴随着肢体无力、肌肉萎缩时，就值得注意了，此时应到神经内科就诊，完善肌电图等检查，排查是否存在运动神经元病、周围神经病等。

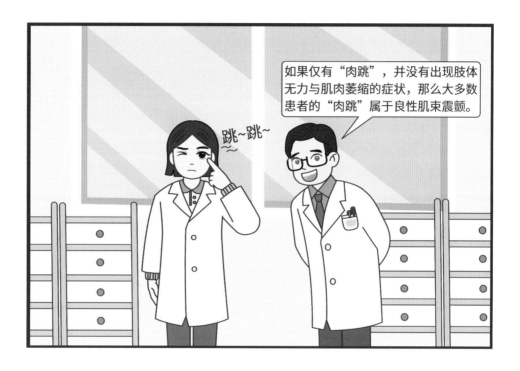

# 11. 四肢麻木无力是得了不治之症吗？

　　导致四肢麻木无力的情况有很多，如低血钾，严重时可出现憋气等呼吸费力的情况，甚至危及生命。颈髓高位以上出现病变时也可出现四肢麻木无力的情况，如炎症、感染、脑干梗死或脑干出血、肿瘤等。另外，当存在周围神经病变时，四肢麻木无力可作为吉兰－巴雷综合征最常见的症状，影响四肢的力量和感觉。因此，四肢麻木无力虽然累及广泛，但并不一定是不治之症，寻找病因再对因治疗非常重要。

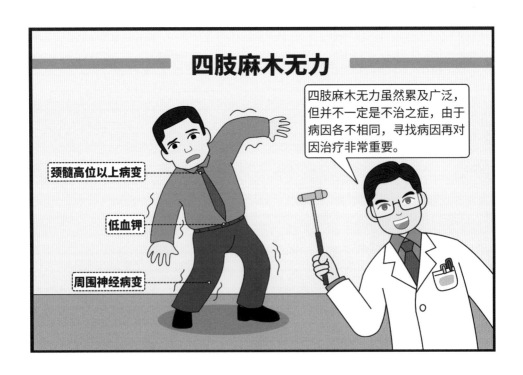

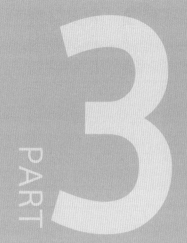

# 1. 就诊时如何向医生告知你的症状?

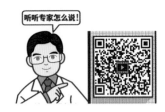

听听专家怎么说!

神经系统疾病诊断与其他科室不完全相同,首先需要基于详尽的病史和体格检查,其次才是辅助检查。因此,当患者到神经内科就诊时,提前梳理好病史对医生问诊有重要帮助,如什么时间出现了什么症状,是否有诱因,症状是否加重或缓解,哪些原因引起了症状的变化,症状变化是否与治疗相关。

就诊时医生充分了解患者的症状对疾病诊断有重要作用,患者首先应详述病史,如 2 年前,感冒 1 周后出现左眼视力下降,在当地医院就诊后,应用激素类药物每日 40mg 口服 1 周症状好转,好转后没有按照医生的要求再继续口服激素类药物,当时没有做相关检查。此次就诊 1 周前感冒后出现左腿无力,走路拖步,间断伴有下肢麻木的感觉。其次,就诊前一定带好既往检查的资料,如磁共振成像资料。神经系统疾病有时病程较长、病情反复,每一次发病或加重对于明确诊断都有意义,因此,既往就诊的资料应尽可能携带完整,以帮助医生对比既往和现在病情的变化。最后,每次就诊后一定要留好医生写的病历,这对后续的诊断和治疗都有重要的参考价值。

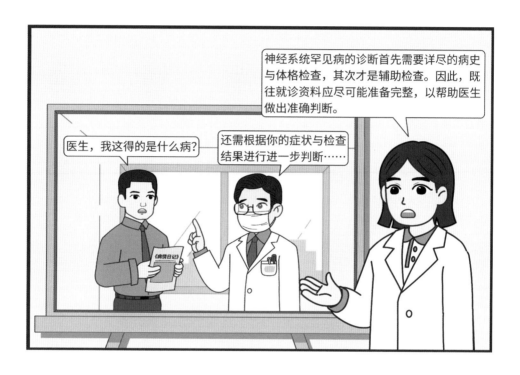

# 2. 患神经系统罕见病抽血能明确诊断吗？

　　血液检查不仅包括血常规、肝功能、肾功能等身体各系统功能的相关指标，还包括一些能反映免疫功能的检查，如抗核抗体谱。血液检查也能反映神经系统脱髓鞘疾病相关的关键生物标志物，如考虑视神经脊髓炎谱系疾病的患者可检查 AQP4 抗体帮助明确诊断，疑似多发性硬化的患者可以利用血液和脑脊液中寡克隆区带对比的情况帮助确诊。此外，血液样本还能用于基因检测，帮助发现神经遗传病的致病基因。

　　血液检查是辅助检查的最基本的手段之一，但诊断还需要结合影像学检查、脑脊液的相关化验检查、神经电生理检查及各类神经心理量表评估等共同确定，必要时可能还需要进行活检做病理检测。

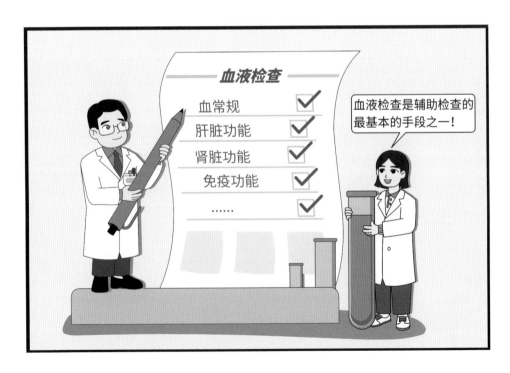

# 3. 腰椎穿刺安全吗?

腰椎穿刺是特发性炎性脱髓鞘病、感染性疾病等的常规检查,有时需要完善腰椎穿刺来帮助诊断疾病。

绝大多数情况下腰椎穿刺都是安全的。患者需要配合医生摆好体位,弯腰侧卧,头部和双膝尽量屈向胸部,操作过程中保持姿势不动,医生会在局部麻醉的情况下进行穿刺。根据诊断需要,留取一定量的脑脊液送检,正常人的脑脊液处在"产生—消耗"的动态平衡,平均每天可以产生 500ml 左右的脑脊液。因此,取少量的脑脊液不会对患者的安全造成影响。此外,需要排除腰椎穿刺的禁忌证,如穿刺点周围有化脓性感染、脊柱结核、颅内压增高和有出血倾向等。

腰椎穿刺是一项有创检查,有一定的损伤性,如出血、感染和低颅压头痛等。腰椎穿刺结束后,患者应在床上去枕平卧 4～6 小时、适量饮水补充液体,以降低低颅压头痛的发生概率及缓解症状的严重程度。

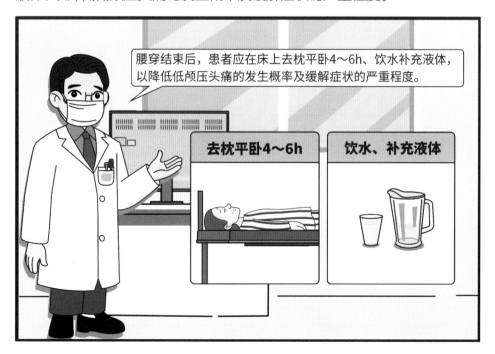

# 4. 诊断脱髓鞘疾病时，磁共振检查需要做平扫还是增强？

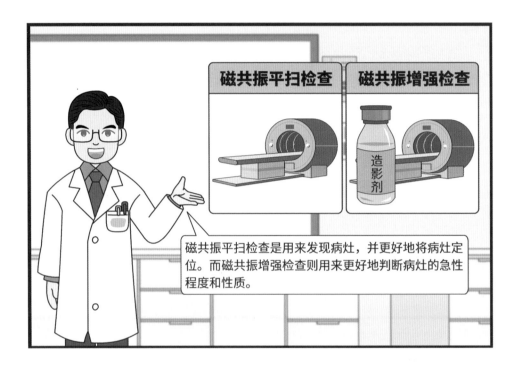

磁共振平扫检查是用来发现病灶，并更好地将病灶定位。而磁共振增强检查则用来更好地判断病灶的急性程度和性质。

磁共振平扫与增强都是临床上用于诊断脱髓鞘病的重要检查方法，主要区别在于是否应用造影剂。磁共振平扫检查可以看到病灶，也就是通常所说的异常信号，但平扫无法帮助医生鉴别病灶的产生时间，即患病时间；也很难帮助医生判断病灶的性质，如鉴别是炎症还是肿瘤，此时，磁共振增强检查就体现出了它的重要性。一般情况下，较稳定的或较陈旧的病灶在增强磁共振下不会表现出强化信号。

总的来说，磁共振平扫检查是用来发现病灶，并更好地将病灶定位。而磁共振增强检查则是用来更好地判断病灶的急性程度和性质。临床上往往需要结合分析两者的影像结果才能做出准确的判断。

# 5. 怕疼可以不做肌电图吗？

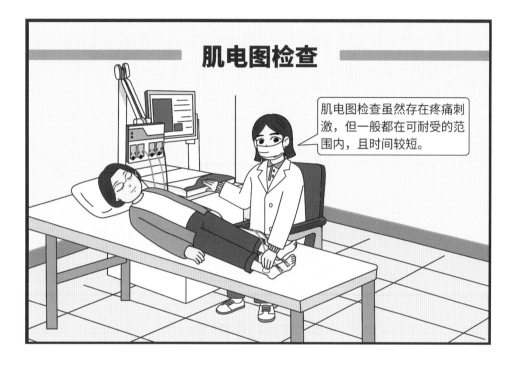

肌电图检查是神经系统疾病中非常重要的辅助检查手段之一，特别是当怀疑患者患有周围神经病、肌肉病时。肌电图通过检查信号在神经纤维中传导的速度、信号的强度，以及信号刺激是否能引起正常的肌肉收缩等，来帮助医生了解周围神经、肌肉的病变情况。很多时候，磁共振检查不能发现的疾病，通过肌电图检查能够予以重要的提示。同时，有些疾病的确诊也是靠肌电图来诊断的，只有考虑相关疾病时，医生才会开具肌电图检查。

另外，肌电图检查虽然存在疼痛刺激，但一般都在可耐受的范围内，且时间较短，建议配合完善检查。

# 6. 诱发电位是什么检查?

通俗地讲,当机体收到外界电、光、声等的刺激,神经元也会受到影响,产生局部的电位变化,这种变化可以被检测到,用来评估神经元收到信号后局部电位变化是否在正常范围,这就是诱发电位检查。在疾病状态下,诱发电位能够揭示神经纤维传导速度的降低和神经元数量的减少,从而有助于进行临床诊断。特别是当磁共振检查未能发现任何异常时,诱发电位检查可以通过探测更微妙的病理变化来提供有用的信息。当怀疑中枢神经系统某一部位的症状或体征有器质性病变时,诱发电位可能显示出临床上功能缺失的病因所在。临床上常用的诱发电位包括视觉诱发电位、脑干听觉诱发电位和躯体感觉诱发电位,以此来实现不同部位神经传导通路的检查与诊断。

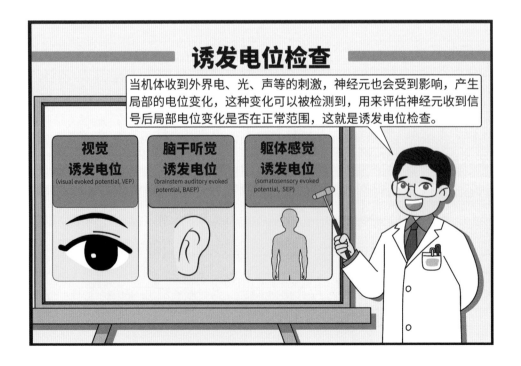

诱发电位检查

当机体收到外界电、光、声等的刺激,神经元也会受到影响,产生局部的电位变化,这种变化可以被检测到,用来评估神经元收到信号后局部电位变化是否在正常范围,这就是诱发电位检查。

视觉诱发电位 (visual evoked potential, VEP)

脑干听觉诱发电位 (brainstem auditory evoked potential, BAEP)

躯体感觉诱发电位 (somatosensory evoked potential, SEP)

# 7. 为什么有些检查需要反复做？

很多患者总会有一个疑问，为什么做过的检查还要做？上次的检查结果就不能用了吗？所有的检查都只提示检查当时的疾病情况，而疾病情况是动态变化的，病情可能有好转或加重，同时有些疾病在疾病初期和进展期的不同阶段会表现出不同的结果，因此，重复一些疾病相关的检查是必要的。最常见的需要复查的检查包括血液检查、磁共振检查、肌电图、腰椎穿刺。复查的意义在于动态观察病情变化及治疗效果。

血液检查一般包括血常规、肝肾功能、电解质及既往异常的检验。常提到的神经系统罕见病中，一部分是需要应用激素类药物、免疫抑制剂治疗的，复查血清学指标，除了能够观察患者的病情变化，还可以反映药物副作用的情况，便于及时调整药物用量。

磁共振检查也是常见的复查项目之一，主要目的是从影像检查中寻找病情变化的证据，如中枢神经系统脱髓鞘患者在接受激素治疗之后，复查磁共振可能会看到病灶缩小、变淡。

肌电图检查可以理解为是针对周围神经的一种动态监测病情变化的检查，复查的目的主要是看受损的神经是否有变化，如有变化，则考虑是否需要调整药物。

复查腰椎穿刺主要针对神经系统感染、免疫类疾病，可能会看到脑脊液中感染、免疫指标的变化，如吉兰 – 巴雷综合征发病初期会有脑脊液蛋白 – 细胞分离的情况，治疗后复查脑脊液指标会恢复正常。

　　当然，并不是所有的检查都需要反复复查，医生会避免盲目重复检查，对于一些有创检查更是会慎重对待，认真考虑。

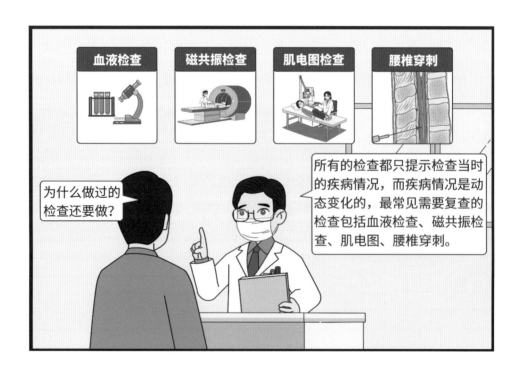

PART

4

# 治疗篇

# 1. 为什么确诊特发性炎性脱髓鞘病后要长期使用激素类药物？

糖皮质激素在人体内发挥重要的生理作用，但也有一些不良反应。

**（1）糖皮质激素的好处**

**抗炎和免疫抑制作用**：糖皮质激素具有强烈的抗炎和免疫抑制作用，因此常用于治疗多种炎症性疾病，如多发性硬化、视神经脊髓炎谱系疾病、风湿性关节炎、自身免疫性疾病（如系统性红斑狼疮）、哮喘和过敏反应。

**免疫系统调节**：糖皮质激素可以抑制免疫系统的过度反应，缓解自身免疫性疾病的症状。

**应对急性疾病**：糖皮质激素可用于应对急性疾病，如严重的皮肤过敏反应、中毒或呼吸窘迫综合征等。

**抗肿瘤辅助治疗**：一些癌症治疗方案中，糖皮质激素可以帮助减轻肿瘤引发的炎症和肿瘤相关的症状。

**（2）糖皮质激素的不良反应**

**副作用**：长期或大剂量使用糖皮质激素可能导致一系列的副作用，包括体重增加、高血压、骨密度下降、易感染、糖尿病、皮肤问题等。

**肾上腺皮质抑制**：长期使用糖皮质激素可能导致肾上腺皮质功能受损，使身体对应激时的反应能力减弱，可能需要缓慢减少药物剂量以恢复正常。

**骨密度减少**：使用糖皮质激素可能导致骨密度下降，增加骨折的风险，特别是在老年人和骨质疏松患者中。

**感染**：糖皮质激素会抑制免疫系统的功能，长期使用可能导致感染，如反复呼吸道感染、尿路感染，严重时可致肺炎。

**心脑血管问题**：使用糖皮质激素可能升高血糖、血压、血脂，增加患心脑血管疾病的风险，尤其是存在其他危险因素的情况下。

总之，糖皮质激素在医学上具有重要的用途，但在使用时需要谨慎，特别是在长期或高剂量使用的情况下。治疗方案应根据患者的具体病情和需要进行个体化调整，并且必须在医生的监督下进行。同时，医生通常会采取最小有效剂量和最短时间的原则，以减少不良反应。

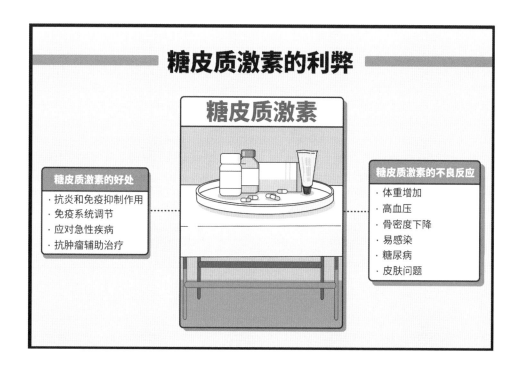

# 2. 丙种球蛋白有什么治疗作用?

　　丙种球蛋白是一种治疗药物,是由献血者的血浆中提取浓缩的免疫球蛋白(抗体)制成。免疫球蛋白是血液中的蛋白质,通过帮助抵抗感染、中和一些致病抗体等作用,在免疫系统中发挥关键作用。

　　丙种球蛋白的中和效应对于一些自身免疫性疾病和免疫介导性疾病的治疗非常有效。在神经系统疾病中,常用于一些疾病的治疗,如吉兰－巴雷综合征、慢性炎性脱髓鞘性多发性神经根神经病和重症肌无力,它可以帮助中和免疫系统中的异常抗体,减轻神经系统的受损。通俗理解,丙种球蛋白是一种非常有效的免疫调节药物,当患有免疫相关的疾病时,可以应用丙种球蛋白改善症状。

　　因丙种球蛋白属于血液制品,存在过敏等风险,通常需要由医疗专业人员评估后开具处方并在医疗机构内进行输注,具体的剂量和频率取决于患者的病情。

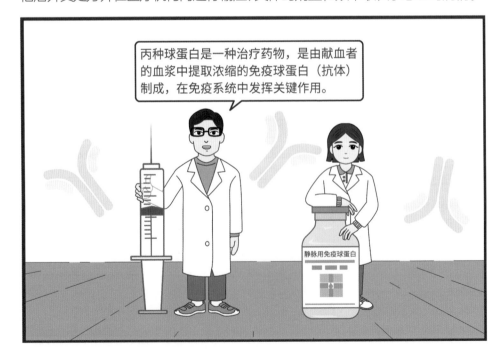

# 3. 常见的免疫调节药物有哪些?

　　免疫调节药物多数是免疫抑制类药物,最常见的是糖皮质激素,如泼尼松、甲泼尼龙、地塞米松等药物都是激素类药物,此类药物具有抗炎、抗过敏、抗休克、免疫抑制等作用,对于治疗多种疾病其疗效可以说"立竿见影",在神经内科应用也十分广泛。然而,长期使用激素类药物会出现向心性肥胖,还可能发生骨质疏松、消化道溃疡及生长发育迟缓等不良反应,但可以通过针对性措施减轻相应药物副作用。

　　除了激素类药物,您可能也听说过免疫抑制剂,这通常指的是非激素类药物,包括抗代谢药物如硫唑嘌呤、甲氨蝶呤、吗替麦考酚酯等,烷化剂如环磷酰胺,钙调磷酸酶抑制剂如环孢素、他克莫司等。不同药物其代谢方式及副作用也各不相同,部分心、肝、肾功能不全的患者需在专业指导下谨慎选择药物,在使用上述药物时还需警惕感染等情况的发生。这几类药物具有不同的作用机制、起效时间、不良反应和价格。医生会根据患者的年龄、生育情况、合并疾病情况等因素综合考虑,推荐使用不同的药物。

　　总而言之,医生在选择免疫抑制剂时,会为每一位患者制订个性化的给药方案。除此之外,服用免疫抑制剂后,还需要定期复诊,切勿自行停药、加药或减药,如出现病情变化,需寻求专业指导。为追求用药能够达到最佳疗效,不良反应最小的目标,医生会根据病情变化、不良反应及血液检查来调整用药方案。

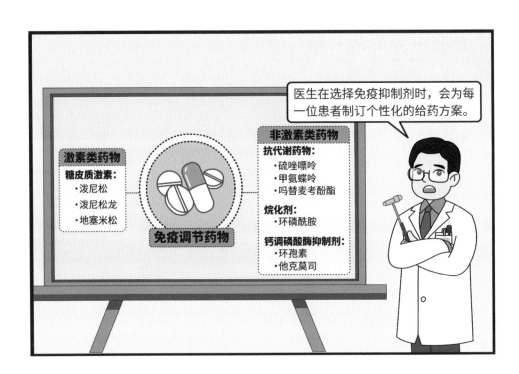

# 4. 新型免疫调节治疗药物有哪些?

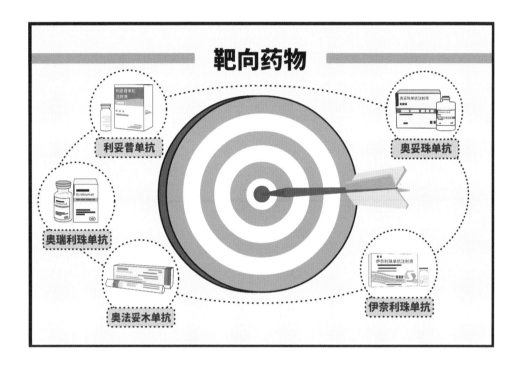

新型的免疫药物是指近些年新开发上市的精准作用于免疫系统的特定细胞、细胞因子、补体或抗体的药物,此类药物大多是一些生物制剂,在自身免疫性疾病、肿瘤、血液科疾病等已经有了广泛应用。或许大家对免疫调节治疗药物有些陌生,此处举几种在临床用药中常接触到的例子,如利妥昔单抗、奥法妥木单抗、奥瑞利珠单抗、奥妥珠单抗、伊奈利珠单抗等。

这类药物有特异性靶点,可精确瞄准某个免疫致病靶点,而不影响免疫系统的其他环节,也称之为靶向药物。由此可见,新型免疫调节药物的优点就是针对性更强。由于不同疾病发病机制有所不同,在临床诊治过程中,医生也会根据患者的病情、自身情况、并发症等选择不同的靶向药物。虽然新型免疫调节治疗更加精确瞄准某一靶点,但仍需警惕感染的发生。

# 5. 免疫治疗药物有哪些不良反应?

免疫治疗药物最常见的不良反应为免疫抑制后发生的各类感染,包括细菌、病毒、真菌感染等,最常见的是呼吸道感染,即感冒、气管炎、支气管炎、肺炎等。潜伏感染的复燃,如乙肝、带状疱疹病毒、结核杆菌等激活。因此,使用免疫治疗前通常会筛查肝炎、结核等国内常见的感染,预防性使用药物,避免潜伏感染的复燃。

激素是免疫治疗中常用的药物,但许多人对其充满恐惧,主要是因为听说激素的副作用很多且很严重,包括向心性肥胖、满月脸、水牛背、痤疮、多毛、月经异常、肌肉萎缩、骨质疏松、股骨头坏死、胃肠道刺激、出血、血糖升高、血压升高、低血钾、下肢水肿、青光眼、白内障、睡眠异常等。

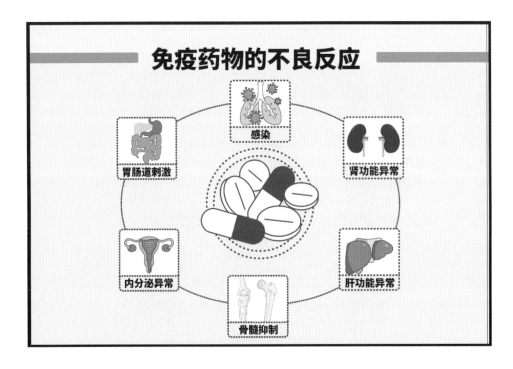

为减少不良反应的出现，医生会同时给予补钙、补钾、保护胃黏膜的药物与激素同服，除此以外，患者在服用激素期间也应注意饮食控制，多补充蛋白质，减少碳水化合物的摄入，锻炼肌肉，监测血压、血糖、血脂，以减少激素的不良影响。

激素这么多副作用，患者可能会选择副作用小的免疫抑制剂，但要明确的是，这类药物只是副作用少，不是完全没有副作用。

（1）他克莫司会影响肾功能和血糖，出现手抖、关节痛等不适症状。

（2）吗替麦考酚酯可能影响肝功能和白细胞，因此用药后需要定期监测血液指标。

（3）准备怀孕或正在妊娠期的女性应避免使用甲氨蝶呤、环磷酰胺和吗替麦考酚酯。

（4）硫唑嘌呤对骨髓有抑制作用，因此使用前建议完善药物基因检测，同时密切监测血常规的变化，及早发现异常，及时调整用药。

# 6. 患特发性炎性脱髓鞘病应如何管理妊娠及妊娠期用药？

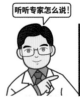

听听专家怎么说！

　　安全的备孕、妊娠和产后管理是许多脱髓鞘疾病患者重点考虑的问题。特发性炎性脱髓鞘病中最常见的两类疾病是多发性硬化和视神经脊髓炎谱系疾病，均需要在疾病稳定后再考虑妊娠。

　　对于多发性硬化患者，如果还没有使用疾病修饰治疗药物，又属于复发较少、疾病负荷较轻的轻症患者，由于孕激素的保护作用，妊娠期复发率较低，在国外相当一部分轻症患者选择不用疾病修饰治疗药物；复发较频繁的患者建议应用长效 B 细胞清除剂，如利妥昔单抗，因其药效多可持续半年以上，有可能覆盖大部分妊娠期，可在用药 1 个月后备孕；如果患者正在服用疾病修饰治疗药物，考虑备孕时，除醋酸格拉替雷外，其他药物均不建议在妊娠期使用；服用富马酸二甲酯的轻症患者，由于该药半衰期较短，可停药后直接备孕；服用特立氟胺的患者需在备孕之前应用考来烯胺洗脱；应用芬戈莫德、西尼莫德或奥法妥木单抗的患者建议备孕前提前换为利妥昔单抗。对于视神经脊髓炎谱系疾病患者，妊娠及产后疾病复发的可能性均增高，不应中断治疗，但有些药物，如吗替麦考酚酯和他克莫司等有致畸的副作用，建议备孕前换用其他对胎儿影响小的药物，如硫唑嘌呤，也可考虑备孕前应用利妥昔单抗或伊奈利珠单抗以期在孕期获得长期疗效。

对于服药期间不慎怀孕的患者，需综合考虑患者的孕期时长、用药情况、疾病严重程度及自我意愿制订诊疗计划。此外，妊娠期间不建议行钆增强磁共振检查；如在妊娠期间出现复发，需尽快就诊评估用药，应用甲泼尼龙冲击、人免疫球蛋白和血浆置换治疗是相对安全的。但在妊娠中晚期，反复使用大剂量激素可导致孕产妇高血压、子痫前期、胎儿宫内生长受限和低体重儿。产后应尽早就诊评估，开始或维持疾病修饰治疗，预防疾病复发。

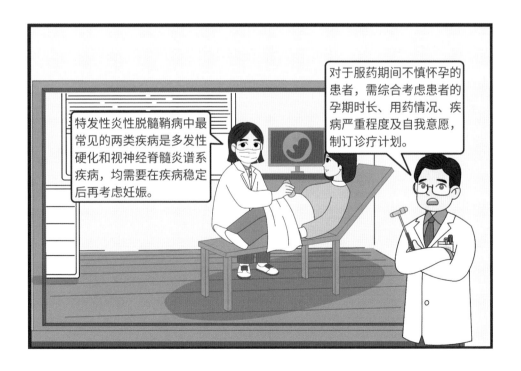

# 7. 特发性炎性脱髓鞘病病情缓解后能停药吗?

　　特发性炎性脱髓鞘病病情缓解后是否可以停药是一个需要谨慎考虑的问题,需严格遵循专家的医疗建议,严格遵从医嘱来减药和停药,不要擅自停药。

　　该类疾病属于长期慢性疾病,需长期应用免疫调节药物,不要忽视缓解期药物的作用。许多疾病修饰治疗用药是起到维持缓解期、减慢发作的作用,而不发作就容易让人想到"疾病已治愈"的错觉,这是错误的。患者需要意识到该类疾病是一种慢性疾病、终身疾病,只能控制、不能治愈。

　　免疫调节药物起效时间多在用药后的 3~6 个月开始,而在使用最初的几个月很可能会出现副作用,如果此时盲目停药,便会得不偿失。发生副作用可以与医生沟通,并监测血常规、肝肾功能等临床指标,采取一些对症的措施,权衡服药的利弊,或采用换药的方法,使用药的收益最大化。对于多发性硬化患者,到疾病后期处于以神经变性为主时,免疫调节药物获益有限,可在权衡利弊后酌情减停。

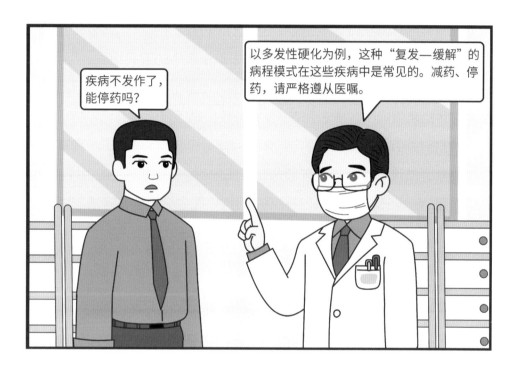

# 8. "免疫吸附"与"血浆置换"是什么治疗方法?

　　这两种治疗方法简单说就是将患者体内的血液引至体外循环的机器中,通过分离、置换、吸附等一系列技术去除血浆中的致病物质,然后将分离后的血液组织回输至患者体内,以达到减少血液中有害抗体的目的。免疫吸附和血浆置换的主要区别在于,免疫吸附是通过让血液流经特定的吸附柱,选择性吸附血浆中的特定抗体和补体分子,从而避免了浪费有用的血浆成分。血浆置换则滤去了部分血浆成分,需要补充不同的置换液,如新鲜血浆、白蛋白等置换液。在临床应用中,医生会根据患者情况为其选择适合的方法。

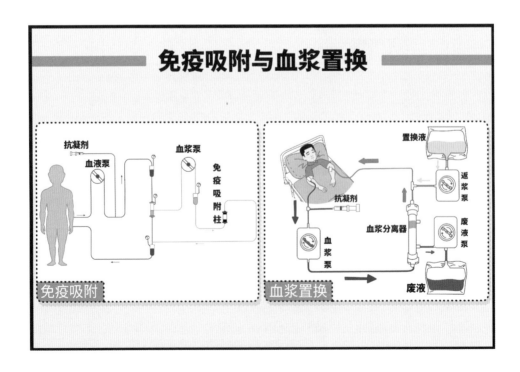

# 9. 自体造血干细胞移植治疗自身免疫性疾病可信吗？

大家可能听说过自体造血干细胞移植用于治疗血液病,那么自身免疫性疾病也可以使用这种方法吗？随着对造血干细胞移植的深入探索,目前发现自体造血干细胞移植能够使难治性自身免疫性疾病患者达到长期缓解的效果。干细胞疗法提供了一种特别适合对抗急性和慢性炎症的治疗模式。它可以恢复血脑屏障功能,并隔离炎症损伤。自体造血干细胞移植治疗自身免疫性疾病是有效的,并且在自身免疫性疾病的治疗中,干细胞移植确实有良好的效果。经过多年的研究与实践,自体干细胞移植已经证明其是一种高效、安全的疗法,能够改善患者的预后并提高生活质量。随着基础研究和临床研究的不断深入,相信在不久的将来,干细胞移植疗法将取得更大的突破。

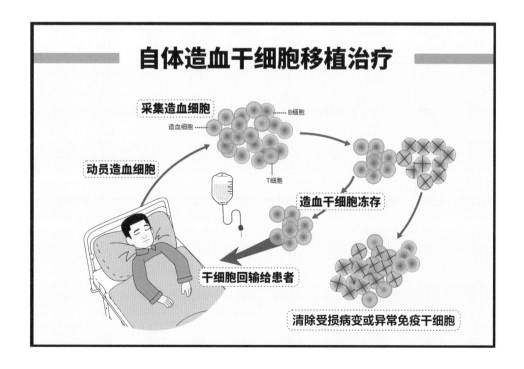

自体造血干细胞移植治疗

采集造血细胞
造血细胞
B细胞
T细胞
动员造血细胞
造血干细胞冻存
干细胞回输给患者
清除受损病变或异常免疫干细胞

# 10. 患特发性炎性脱髓鞘病，可以选择哪些康复治疗？

　　除了用药，《多发性硬化诊断与治疗中国指南（2023版）》指出"多发性硬化的康复治疗同样重要。对伴有肢体、语言、吞咽等功能障碍的患者，应早期在专业医生的指导下进行相应的功能康复训练。"康复训练应遵循早期开始、循序渐进、因人而异、具有针对性的治疗原则。

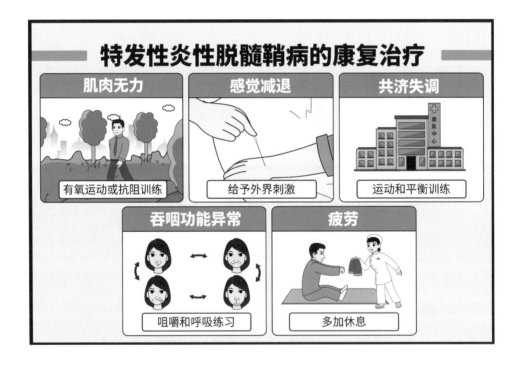

特发性炎性脱髓鞘病的康复治疗

肌肉无力　有氧运动或抗阻训练

感觉减退　给予外界刺激

共济失调　运动和平衡训练

吞咽功能异常　咀嚼和呼吸练习

疲劳　多加休息

（1）**肌肉无力**：患者可以进行一定程度的有氧运动（如散步、步行训练）或抗阻训练（对需要训练的肌肉施加阻力，使患者用力去抗阻力）来锻炼肌肉，但注意不要过度疲劳。

（2）**感觉减退**：如果患者的触觉、痛温觉、振动觉有减退，可以给予外界刺激来进行感觉训练。

（3）**共济失调**：这是比较顽固的一个症状，国际上仍在积极研究中，一些平衡训练，如走一字步可能会对平衡康复有帮助，也可以到康复机构参加运动和平衡训练。

（4）**吞咽功能异常**：患者可以多次进行噘嘴、鼓腮等动作，也可以进行舔唇、伸舌及活动下颌的动作，以引导口咽肌进行运动，并进行咀嚼和呼吸练习，从而达到增强口咽肌肌力的目的。

（5）**疲劳**：疲劳是此类患者的常见症状。患者应多加休息，在康复训练的过程中不要太疲劳。随着疾病的缓解，疲劳程度可能会有一定的减轻。

# 11. 肢体麻木可以通过药物治疗吗？

不少罕见病患者会出现肢体麻木的症状，肢体麻木本身是比较难完全恢复的一类症状，以下方法能够帮助患者改善麻木情况：

（1）**药物治疗**：一些药物可以帮助缓解肢体麻木的症状，尤其是在伴有疼痛的情况下。这些药物可能包括抗抑郁药、抗痉挛药、抗癫痫药和止痛药。

（2）**物理治疗**：物理治疗可以帮助改善肌肉力量、维持平衡和协调能力，尤其对于神经损伤或运动障碍引起的肢体麻木有一定帮助。

（3）**康复训练**：康复师可以制订个性化的康复计划，包括运动和伸展练习，以帮助改善肢体麻木的症状。

（4）**手术干预**：当麻木是因神经受压迫引起时，手术能够有效缓解麻木症状。

（5）**疼痛管理**：对于伴随疼痛的肢体麻木，改善疼痛有时也可以缓解麻木，治疗方法包括使用止痛药物和非药物方法。

当身体出现麻木时，首先要明确产生麻木的原因，因多发性硬化、视神经脊髓炎产生的麻木主要需通过治疗原发病来缓解麻木，而有时患者会并发如糖尿病、颈椎病等疾病，这时就需要综合评估后，应用更有效的药物进行治疗。

总之，治疗肢体麻木需要首先明确其根本原因，然后采取相应的治疗措施。在制订治疗计划时，医生通常会根据症状的严重程度和原因来选择最适合的治疗方案。

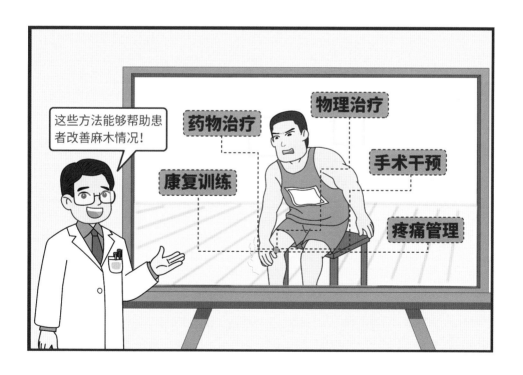

# 12. 肢体频繁抽筋好难受：痛性痉挛有哪些缓解方法？

　　痛性痉挛是脱髓鞘疾病中常见的症状，很难快速完全缓解，治疗的目标是改善功能、缓解疼痛，而非完全去除痉挛。

　　如果痉挛程度较轻，可以不使用药物治疗，而是采取物理疗法。每天对肌肉进行伸展运动、增加关节活动，适当拉伸可以使肌肉更长，有助于减少痉挛并预防挛缩。应限制容易引发痉挛的动作，减少痉挛的诱发因素。也可以寻求专业人士的帮助，如物理治疗师可以制订特定的锻炼计划，包括拉伸、放松技巧和肌肉强化练习，以帮助患者减轻痉挛，并改善肌肉的力量和灵活性。

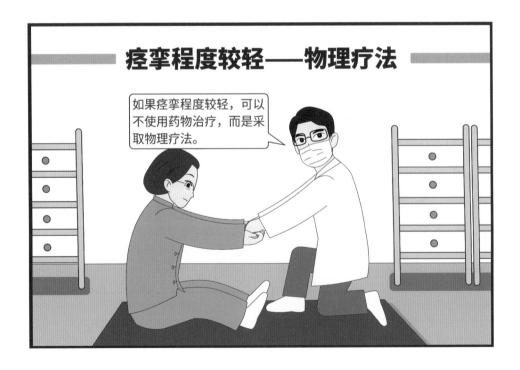

如果痉挛程度较重，则应给予药物治疗。寻求医生的帮助，遵医嘱服用药物来减轻痉挛和肌肉僵硬。常用的药物包括肌肉松弛药，它能够帮助放松肌肉、缓解痉挛。此外，抗抑郁药物、抗癫痫药物等也可以在一定程度上减轻肌肉痉挛。

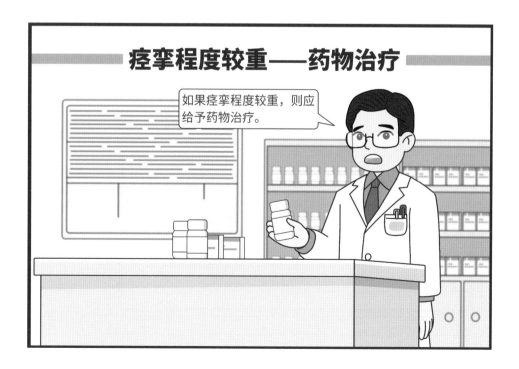

如果发生严重的肌肉痉挛或关节挛缩，应考虑使用支具或矫形器进行辅助治疗，以增加关节的稳定性和改善步态。石膏、夹板和绷带这些方法用于维持运动范围和灵活性。康复治疗专家可以帮助患者学习日常活动技巧，使患者能够更轻松地应对生活中的挑战，包括使用辅助设备，如拐杖、轮椅等。

　　此外，患者还应保持良好的饮食和生活方式、保持心情愉悦。饮食均衡、适度休息和锻炼，都对缓解痉挛有所帮助。心理压力增加可能会加剧痉挛的程度，所以患者需维持良好的心态、避免焦虑和抑郁情绪的发生也可预防痉挛发作。

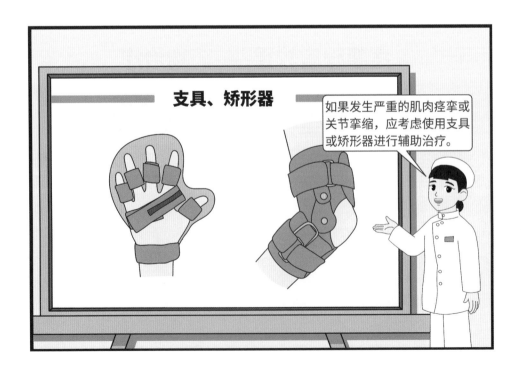

# 13. 特发性炎性脱髓鞘病会复发吗？后期会残疾吗？

脱髓鞘疾病通常表现为反复发作和缓解的过程，在未经治疗的患者中复发较常见。在发作期间，患者可能出现新的症状或原有症状加重，而在缓解期间，症状可能减轻或消失。疾病早期的残疾部分是可逆的，但随着疾病的复发、每次残留的残疾症状的积累，会遗留越来越多的残疾症状。以多发性硬化为例，约 50% 的复发缓解型多发性硬化患者，发病确诊后 10～15 年，可能会转化为继发进展型多发性硬化，疾病持续进展，从早期轻微的神经功能异常到最终瘫痪、生活无法自理的严重残疾状态。

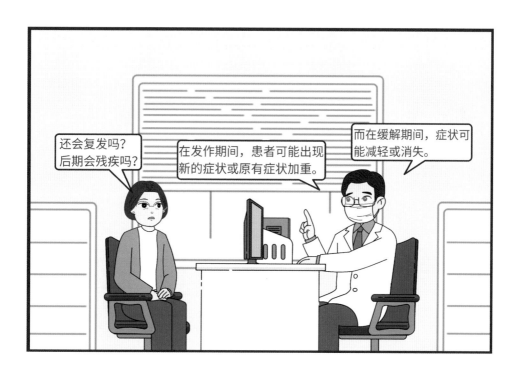

# 14. 如何减轻特发性炎性脱髓鞘病后期的残疾症状呢?

首先,要重视早期的诊断和积极的治疗。对于疑似脱髓鞘疾病的患者,要及时进行影像学检查和抗体检测。

急性期及时控制疾病快速进展;缓解期虽然不能根治特发性炎性脱髓鞘病,但是可以延缓病情进展、预防复发。通过减少复发来延缓进展,减轻残疾积累,进而减少残疾造成的生命质量下降。对于多发性硬化,延缓进展的一大主力军就是疾病修饰治疗,缓解期的疾病修饰治疗可以帮助减少发作的频

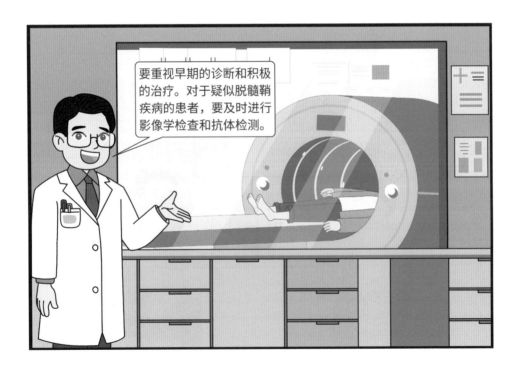

率、减轻症状、延缓疾病进展，并提高患者的生活质量。对于视神经脊髓炎谱系疾病，合适的免疫抑制剂也发挥着重要的防止复发的作用。

其次，康复治疗也是至关重要的，通过物理治疗、言语治疗等手段，可以帮助患者最大限度地保持或恢复日常生活的功能，提高生活质量，减轻残疾的程度。

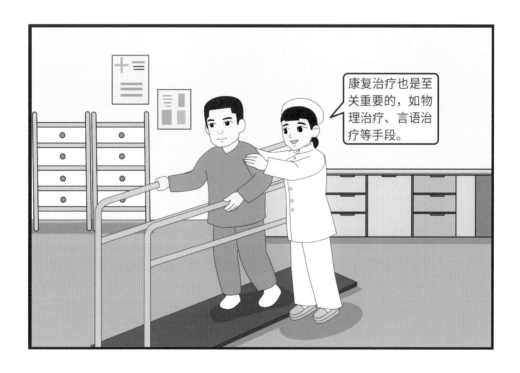

同时，患者还可以通过调整生活方式来改善生活质量。保持健康的饮食、适量的锻炼、避免压力、合理安排休息时间等，都有助于减轻症状。

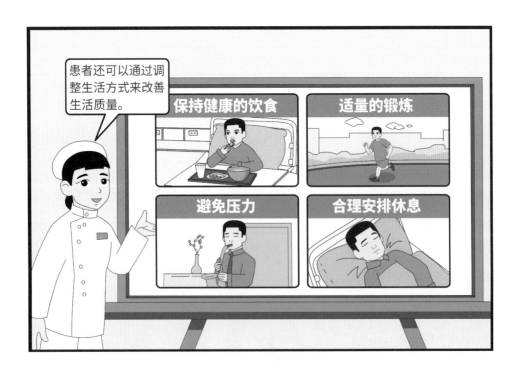

第五篇

# 照护篇

# 1. 重症肌无力患者眼睑下垂、看东西重影怎么办？

重症肌无力患者眼部肌肉无力时，患者会出现眼睑下垂，看东西重影、模糊不清的症状，影响其日常生活。

（1）当患者出现眼睑下垂，看东西时出现仰视皱额、耸肩等动作可引起身体后倾，容易发生跌倒。可用胶布把上眼睑贴起来改善视力。但这种方式使用时间不宜过长，否则容易使眼睛出现干燥等症状，甚至出现眼部感染，建议患者适当使用人工泪液滴眼。患者在走路时速度要慢，行走时最好有家人的陪伴。

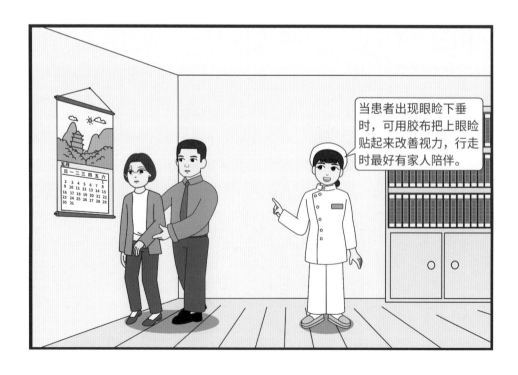

当患者出现眼睑下垂时，可用胶布把上眼睑贴起来改善视力，行走时最好有家人陪伴。

（2）当患者出现斜视或复视等症状时，可以用干净的纱布遮住一只眼睛，对于佩戴眼镜的患者，可以用干净的纱布遮住一只镜片来减轻这些症状。然而，只用一只眼睛看东西会导致视野受限，长时间这样做可能会引起视觉疲劳，并可能对物体的尺寸、颜色、明暗等敏感度产生负面影响。此外，它还可能会影响对事物距离的判断和身体的协调性，因此在日常生活中，应该放慢动作，以避免跌倒或磕碰。

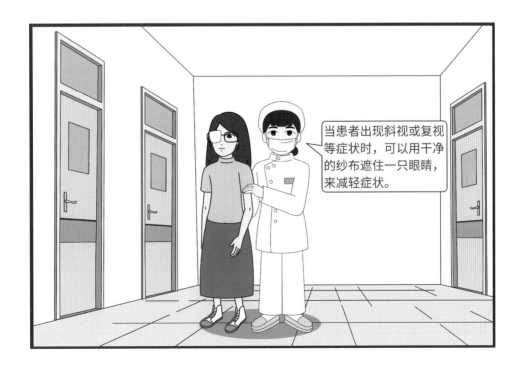

（3）在日常生活中，应该保持柔和的光线环境，避免过度使用手机、电脑等电子设备，以减轻眼部疲劳。

（4）每日可做眼保健操放松眼睛。

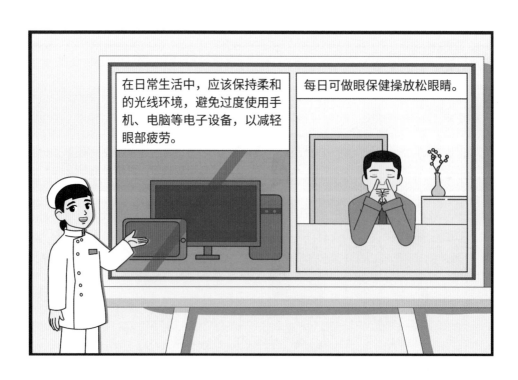

# 2. 重症肌无力患者的运动锻炼指导

（1）有关病情稳定的重症肌无力患者的运动建议

1）有氧运动训练是锻炼的基础，可以提高有氧运动能力、增强参与步行的肌肉力量，并改善日常活动能力。推荐的运动方式主要为步行、骑车，建议每日锻炼时间至少 30 分钟，可使用智能手机记录步数和总距离。

2）抗阻力量训练是有氧训练的重要补充，主要目的是增强肌肉的质量和力量。此外，抗阻力量训练还可以改善或保持骨密度水平。

3）平衡训练可提高身体 / 动态稳定性，防止跌倒并减少跌倒相关的损伤。平衡训练种类包括太极拳、八段锦等。

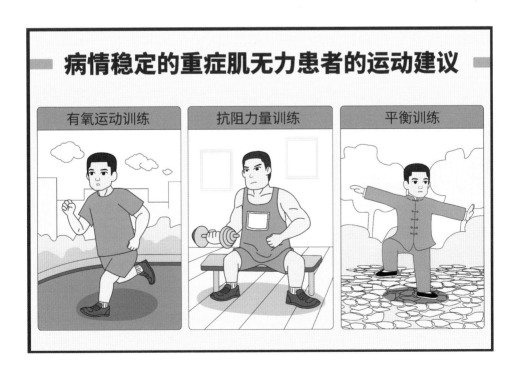

病情稳定的重症肌无力患者的运动建议

| 有氧运动训练 | 抗阻力量训练 | 平衡训练 |

**（2）运动锻炼时的安全注意事项**

1）锻炼前请神经内科医生进行评估及指导。

2）保证充足的睡眠和合理的进食。若锻炼前休息不足或自觉身体状态欠佳，应适当减少运动量或暂停当天的运动，不可强行运动，同时避免饱餐后立即运动。

3）要了解自己的身体极限，运动应循序渐进，可以从短暂小幅度的身体活动开始，然后逐渐增加活动的频率和时间，切勿过度运动。

# 3. "渐冻症"使用无创呼吸机时应注意什么？

无创呼吸机可以显著改善肌萎缩侧索硬化患者的认知能力，延长患者的生存时间，当患者出现呼吸费力时就可以使用，建议使用带有双水平压力模式的呼吸机。

**（1）无创呼吸机的使用注意事项**

1）建议使用口鼻面罩。

2）在采用无创呼吸机治疗之前，应避免饮食过饱，建议在进食至少30～60分钟后再使用无创呼吸机。

3）使用前清理口腔食物残渣、口鼻腔分泌物、痰液，防止肺通气效率下降及发生窒息的风险。

4）安置湿化罐并往盒内倒入纯净水，湿化罐加水不要超过最高水位线。

5）采用坐位或半卧位，床头抬高30°～45°，头可稍后仰，但同时要注意防止误吸。

6）定期清洁呼吸机及其附件非常重要。遵循制造商的建议，定期清洗呼吸机的面罩、管道和过滤器。清洁设备有助于预防感染，提高呼吸机的性能。过滤器是捕捉空气中污染物的关键组成部分。按照制造商的建议定期更换过滤器以确保呼吸机提供的空气是清洁的。

## （2）不良反应的处理

1）眼睛干燥和结膜炎。这通常是由于鼻罩或口鼻罩上方漏气对眼睛造成刺激引起的。为了解决这个问题，可以根据面部选择合适型号的面罩，并确保在佩戴鼻罩或口鼻罩时上下平衡适度。

2）皮肤压痕、破损和不适感。这种情况往往是由于头带、侧带过紧造成的。在固定面罩时，应该保持松紧适宜，使得侧带两侧各能容纳一指。此外，可以使用皮肤保护垫或贴膜贴在受压的部位以减轻不适。

3）口鼻干。主要由于鼻充血、呼吸机压力不合适或习惯性张口呼吸导致。鼻塞时可提高呼吸机加温湿化程度，压力不合适可请专业人员调节压力参数，习惯性张口患者可加用下颌托带。

4）吸入过多空气、腹胀。需要请医生查明原因，可采取半卧位改善症状。

5）呼气费力。可能是压力不耐受所致，可通过专业人士调节呼吸机模式或参数、抬高床头、侧卧睡眠等方式进行缓解。

6）胸部隐痛时需就医排除气胸等严重并发症。

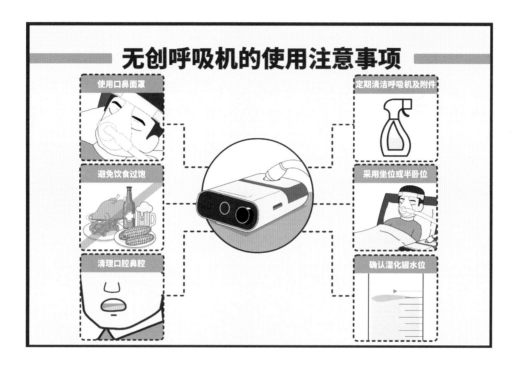

## 无创呼吸机的使用注意事项

使用口鼻面罩

定期清洁呼吸机及附件

避免饮食过饱

采用坐位或半卧位

清理口腔鼻腔

确认湿化罐水位

# 4. "渐冻症" 患者咳痰费力怎么办？

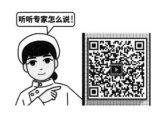

听听专家怎么说！

"渐冻症" 患者随着疾病进展会出现咳嗽无力，容易积聚痰液并导致反复的肺部感染，这些情况形成恶性循环，患者容易出现呼吸衰竭，最终死亡。居家进行有效的叩背排痰可以帮助清除痰液，促进呼吸道健康。常用排痰方式如下：

（1）**有效咳嗽**：首先，帮助患者采取坐位或半卧位的姿势，并指导其上身稍微向前倾斜。然后，让患者深呼吸数次，在深吸气时尽量扩张膈肌，屏气数秒后，进行 2~3 次短促有力的咳嗽。最后，嘱咐患者尽量将余气呼出，循环做 2~3 次，休息或正常呼吸几分钟后可再重新开始。

（2）**叩背排痰**：通过叩击、振动，促使黏痰脱离支气管壁，有助于痰液排出。建议餐前 30 分钟、餐后 2 小时、雾化吸入后，采用坐位、侧卧位或俯卧位

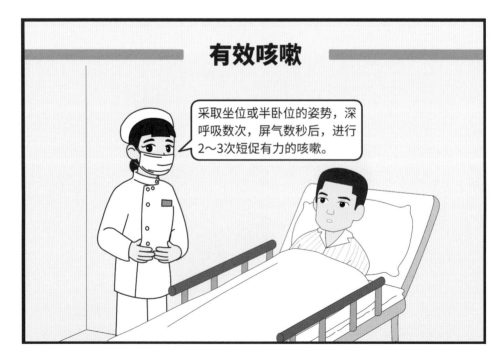

有效咳嗽

采取坐位或半卧位的姿势，深呼吸数次，屏气数秒后，进行 2~3 次短促有力的咳嗽。

叩背。注意叩背手法，手背隆起，手掌中空，手指弯曲，拇指紧靠示指，利用腕关节摆动有节奏地叩击背部，叩击力度以患者未感觉疼痛为宜。建议从第 10 肋间隙自下而上，由外向内叩击，每日叩击 3～4 次。如果使用振动排痰仪，需要根据患者的病情选择适当的振动频率和时间，持续 10～20 分钟，振动频率由慢到快。叩击的顺序自下而上、由外向内，叩击时需要避开乳房、心脏及骨突的部位。每日 2～3 次，同时注意观察患者的面色，询问是否有不适。

注意事项：患者出现疼痛、心慌等不适症状时，应及时停止。排痰应该在餐前 30 分钟、餐后 2 小时进行，力度要适中，以不引起疼痛为宜。当有痰排出时，应及时清理。

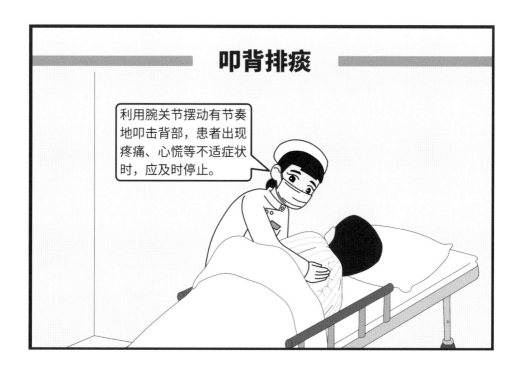

# 5. "渐冻症"患者如何预防呛咳?

大部分肌萎缩侧索硬化的患者在病程中可出现咽喉部肌肉受累,易发生吞咽呛咳,发生此状况应如何更好地应对呢?

(1)**饮食调整**:建议患者少食多餐、进食糊状有适当黏性且不易松散的食物(如米粥、果泥等),减少食物在口腔及咽部的残留,降低误吸的风险,如固体食物可加工成泥状或布丁状半固体;白开水、清汤等液体中加入增稠剂,提高其黏度。避免食用刺激性食物。

(2)**姿势调整**:进食时选择坐位或半卧位30°~45°,在吞咽时,将头部前屈,下颌向胸部缩拢,这样可以关闭进入肺部的气道,避免食物进入肺部引起呛咳。在进食后,保持这种体位至少30分钟,以防止食物反流导致误吸。根据需求选择安全、方便、实用的进食工具,如叉勺、缺口杯等。

(3)**环境调整和口腔护理**:避免单独进食、避免边进食边谈笑。保证充足的进餐时间,进食速度宜慢,量宜小,并充分咀嚼,确定完全吞咽后再吃下一口。进食后协助漱口清洁口腔。

# 预防渐冻症患者呛咳

## 饮食调整

建议患者少食多餐、进食糊状有适当的黏性且不易松散的食物。

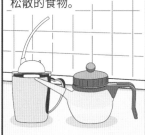

## 姿势调整

进食时选择坐位或半卧位，将头部前屈，避免食物进入肺部引起呛咳。

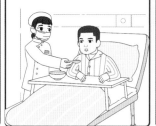

## 环境调整和口腔护理

避免单独进食，建议在医护人员或家人陪同下进食，避免边进食边谈笑。进食后协助漱口清洁口腔。

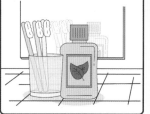

# 6. 脊髓病患者二便障碍如何照护?

脊髓病患者常出现排尿困难及便秘症状,与脊髓受累、活动减少等多种因素有关。

(1)**排尿困难**:排尿意识训练。在进行排尿前,需要全身放松,并尝试想象自己身处于适合排尿的环境。每次排尿时,需要有意识地做出正常的排尿动作。此外,可以通过听流水声、轻轻按下腹部等方法来诱导排尿。还可以进行行为训练,例如在规定的时间间隔内排尿,养成定时排尿的习惯。控制适当的排尿间隔,即使到了规定时间不想排尿,也要试着做出排尿动作;如果在规定时间之前想排尿,应尽量克制自己的欲望,尽量拖延到规定时间再进行排尿。

(2)**便秘**:①饮食。每日饮水 1500~2000ml,清淡饮食,多食新鲜蔬菜、水果及富含纤维素的食物,此类食物能刺激肠蠕动,预防便秘或减轻便秘症状。②腹部按摩。帮助患者采取仰卧位或半卧位,让其自然放松。使用手掌的大小鱼际肌在患者的脐周 10cm 范围内进行顺时针方向的按摩,以轻推为主,力度和速度要轻慢。每次按摩 10~15 分钟,每日早晚各进行一次。③排便意识及注意力训练。建议患者每日清晨起床后或餐后 2 小时内尝试排便,并在排便时尽量集中注意力,避免看书、玩手机等外界因素的干扰,每次大便时间不应过长。

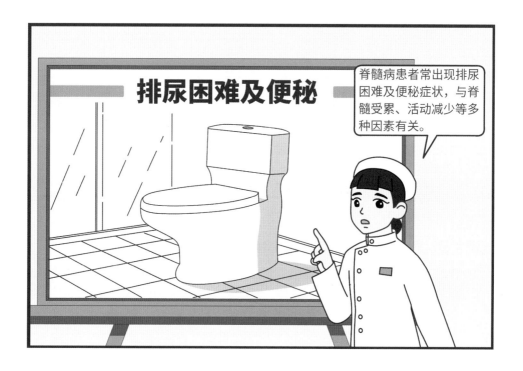

# 7. 脊髓病患者如何预防压疮？

脊髓病患者长期卧床，身体活动受限，极易发生压疮，因而有效预防压疮尤为重要。

（1）**勤翻身**：鼓励患者自主翻身，对于无法自行翻身的患者，照护者应协助其翻身，确保每 2 小时翻身一次，平卧位和左侧卧位、右侧卧位交替进行，必要时应缩短翻身间隔时间。可于足跟、骶尾等骨隆突部位放置软枕、海绵垫，减轻骨隆突处的压力。建议使用厚泡沫床垫，也可使用交替充气床垫等减压床垫。采用半坐卧位时，抬高双下肢，防止身体下滑，半坐卧位时间不宜超过 30 分钟。翻身或更换床单时，避免拖、拉、拽、推等动作。

（2）**皮肤保护**：保持床铺、被褥和皮肤的清洁干燥，选择透气、吸汗的棉质衣物。在冬季或皮肤干燥、脱屑的情况下，可以使用乳霜来滋润皮肤。每次协助翻身时，观察皮肤是否有红肿、破溃、硬结，避免先前压红的部位继续受压。二便失禁的患者，每次排便后应以清水清洁会阴部和肛周，减少排泄物刺激皮肤，还可使用有隔离功能的皮肤保护产品涂抹皮肤，如护臀霜。

（3）**均衡营养**：患者应摄入足够的热量、蛋白质、水分和富含维生素与矿物质的均衡饮食。如果通过调整饮食无法改善营养不良的情况，应考虑进行鼻饲或静脉营养支持。

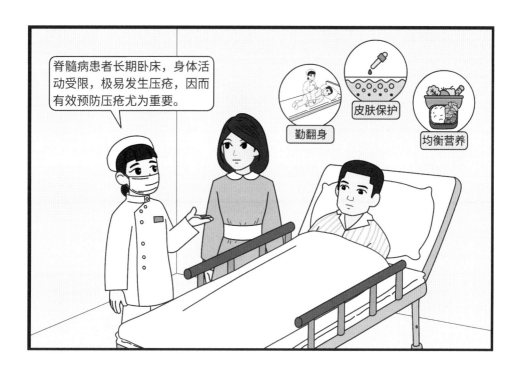

# 8. 脊髓病患者如何远离下肢深静脉血栓？

脊髓病患者活动减少或不能下床活动时，血流速度会变慢，易形成深静脉血栓（通常是腿部），下肢深静脉血栓可能引起腿部疼痛或肿胀，其中最严重的是血栓脱落容易栓塞在肺动脉造成肺栓塞，导致猝死的发生。

如何预防深静脉血栓呢？

（1）卧床时可抬高双下肢，高于心脏平面 20 ~ 30cm，膝关节屈曲 10° ~ 15°，有利于静脉血回流。患者卧床活动期间，应注意床栏的使用，防止坠床。

（2）鼓励卧床患者早期进行活动和腿部锻炼，指导患者进行踝泵运动，以促进静脉回流。

（3）踝关节跖屈背伸。患者躺在床上，双腿放松，慢慢地将脚尖向上勾起，直到无法再勾为止，保持这个姿势 5 秒，然后慢慢地将脚尖向下压，直到无法再压为止，保持这个姿势 5 秒。每天 3 ~ 4 次，每次 20 ~ 30 组，运动频次可根据患者的活动耐受能力适当调整。

（4）踝关节环绕动作。以踝关节为中心，双脚以每分钟 30 次的速度进行 360° 的旋转运动，尽量保持旋转幅度最大，然后放松。每天 3 ~ 4 次，每次 20 ~ 30 组，运动频次可根据患者的活动耐受能力适当调整。

（5）有条件者可使用间歇式气压循环泵减少下肢静脉血栓的发生。

（6）建议患者每日饮水1500～2000ml，保持科学的饮食习惯和生活方式，如戒烟、限制饮酒、控制血糖和血脂等，以改善身体健康状况。

（7）及时发现下肢静脉血栓的早期症状。如果患者突然出现下肢疼痛、肿胀、皮肤温度升高、皮肤颜色发红，并且在活动后症状加重，同时小腿浅静脉扩张或显露，应立即就医检查是否为下肢静脉血栓。

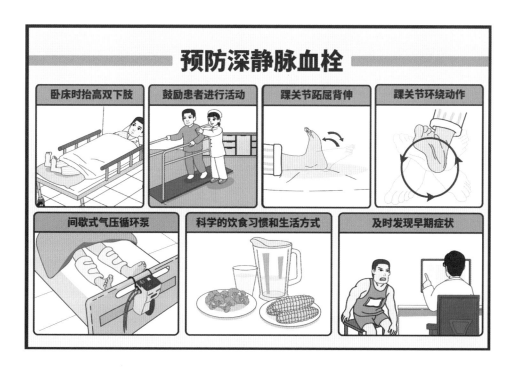

# 9. 脑炎患者出现易激惹、性格改变怎么办？

易激惹等精神症状是脑炎的常见症状，主要表现为激越、攻击行为、易激惹、妄想、幻觉、缄默、抑郁、记忆障碍、人格改变等。导致患者出现精神症状的常见原因包括患者的基本需求未得到满足，如饮食、睡眠、安全等生理需求和安全需求；身体感到不适，如疼痛、尿道感染、药物副作用等；照护者情绪不佳或与患者交流的方式不当；环境因素，如过多的人、过于狭窄的空间、过大的噪声等。

当出现精神症状时，应尽可能寻找原因并消除诱发因素。

有些患者表现为躁动兴奋、烦躁不安、有伤人毁物的异常行为，照护此类患者时要为其提供舒适、安静、光线柔和的环境；避免使用刺激性言语，做好环境中刀具等危险物品的清除，必要时给予适当的肢体约束以防止出现意外。有些患者主要表现为感情淡漠、少言、呆板迟钝，对于此类患者应24小时有专人陪伴，严密观察其动态变化，照护者应多与患者沟通，鼓励其树立战胜疾病的信心，时刻注意患者的安全，防止其自杀、外逃等事故的发生。积极地鼓励和指导患者参与日常家务劳动，多参加社交活动，增加与他人交流的机会。

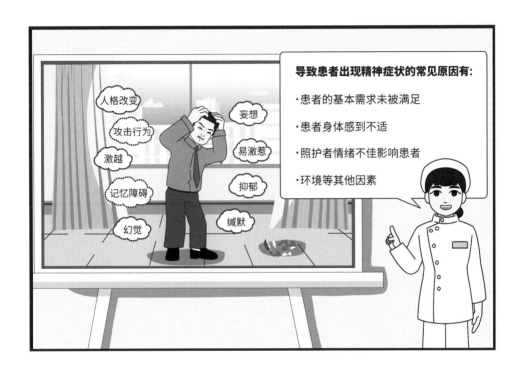

# 10. 特发性炎性脱髓鞘病患者视力下降怎么办？

患者在居家生活中，因受视力问题的影响，会增加意外伤害的风险。以下是居家生活中保护患者的建议：

**（1）患者可以通过在家属的照顾下，熟悉日常生活环境，以避免发生跌倒及坠床等安全问题**

1）为了方便识别并防止意外伤害，应该将门框、窗框及楼梯涂上鲜艳的颜色。

2）家具固定并靠墙摆放，尽量铺上颜色鲜明的桌布，以便更容易判断它们的位置。

3）保持家中整洁，避免被杂乱无章的家具和物品绊倒或划伤。家中应保证充足的光线照明，夜间使用小夜灯。在浴室、厨房等易滑倒的地方放置防滑垫、防滑拖鞋等物品，避免滑倒。

4）增强台阶的边缘对比，通道无障碍物，地面清洁无水渍。

5）设计家具时，边角应避免尖锐，尽量采用钝角，以减少意外伤害的风险。同时，对于可能造成危险的边角，可以用红色胶带进行警示。门框的设计也应尽量圆润，把手应以平行为宜，以防止意外刮伤或碰撞。

6）在使用水电时，应注意安全。电源插座应安装在适当的位置，避免儿童接触。开水和尖锐的生活用具如刀、叉、剪刀等应妥善放置，避免意外烫伤或割伤。

7）选择家庭器皿时，应注意颜色与食物的对比度。例如，深色杯子可以用来盛牛奶，浅色碟子可以用来盛牛肉等，以提高辨识度。

8）电子设备应采用较大的字体模式，以便更清晰地阅读和操作。

9）阅读时，应在书桌右上方放置照明光源，尽量靠窗坐，利用自然光线协助阅读。这样可以保护眼睛，减少视觉疲劳。

10）使用粗线笔和写字卡进行书写，可以提示书写位置，提高书写清晰度和辨识度。

（2）**避免过度疲劳**：长时间用眼或过度使用电子设备可能会导致眼部疲劳，从而影响视力。因此，要适当休息，每隔一段时间让眼睛休息一下，可以通过做眼保健操或远眺来缓解眼部疲劳。

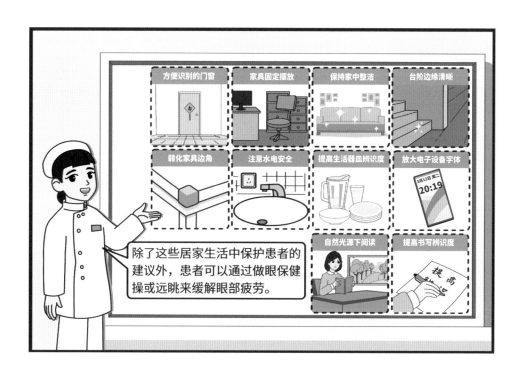

方便识别的门窗　家具固定摆放　保持家中整洁　台阶边缘清晰

弱化家具边角　注意水电安全　提高生活器皿辨识度　放大电子设备字体

自然光源下阅读　提高书写辨识度

除了这些居家生活中保护患者的建议外，患者可以通过做眼保健操或远眺来缓解眼部疲劳。

# 11. 特发性炎性脱髓鞘病患者疼痛抽筋怎么办?

痛性痉挛是特发性炎性脱髓鞘病在恢复期的常见表现,也称为疼痛抽筋。当出现这种症状时不必过于惊慌,因为它是一种正常的恢复过程。可通过以下方式缓解:

(1)**按摩和拉伸**:通过深呼吸和调整呼吸速度,用双手用力按压痉挛部位的肌肉,同时尝试一边按揉一边拉伸肢体,持续数秒钟,然后缓慢吐气,重复多次。另外,将痉挛的肢体用力拉伸并进行伸展,可以有效而快速地减轻痉挛肌肉的收缩。在拉伸时要注意被拉伸时的感受,尽可能用适当的力度进行拉伸,以避免出现肌肉拉伤、持续痉挛、活动不能等不良反应。

(2)**冷热敷**:冷热疗法均可通过刺激皮肤,降低肌肉的敏感性和兴奋性从而缓解痉挛。根据痉挛部位及患者的不同情况,可自由选择冷敷或热敷的方法,每次冷热敷时间可为 10~30 分钟,以缓解肌肉紧张。

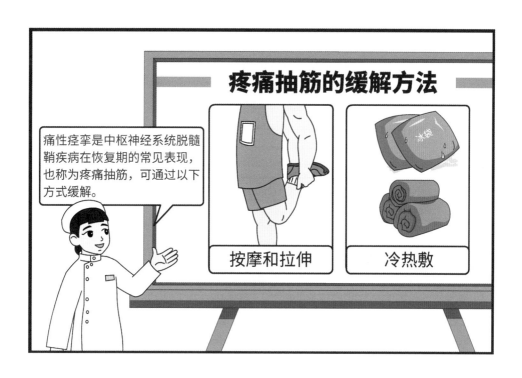

# 12. 周围神经病患者出现感觉异常怎么办?

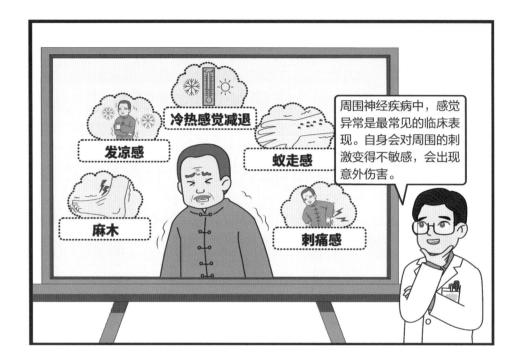

周围神经疾病患者出现感觉异常是最常见的临床表现,如感觉的缺失、迟钝、过敏等,表现为麻木、冷热感觉减退、发凉感、蚁走感、刺痛感等。由于感觉障碍,自身会对周围的刺激变得不敏感,容易发生意外伤害。如肢体感觉发凉时,患者往往喜欢用暖水袋、泡脚、艾灸等措施来缓解不适感,这便会增加烫伤等意外伤害的发生率。

居家护理时，如何应对因感觉异常带来的意外伤害呢？患者可以采取以下措施：

**（1）浅感觉训练**：主要以对皮肤施加适当刺激为主。用大头针尖端或钝端，适度刺激患者肢体以训练痛觉，对痛觉减退、过敏的患者要从正常部位向障碍部位进行（操作时需注意把握力度，建议家属在旁照护，避免发生危险）；通过轻拍、叩打、轻触患侧肢体，使用棉签轻触皮肤和黏膜，或用软毛刷从患侧肢体远端到近端轻刷，以训练和改善触觉；用浸过冷水（5～10℃）和热水（40～50℃）的毛巾擦敷以训练温度觉；训练原则可以首先在闭眼状态下进行，如果有明显的障碍，可以改为睁眼进行，然后再继续闭眼训练，如此反复进行，以强化感觉刺激。此外，还可以通过增加不同质地的物体（从粗糙到精细）对患肢的刺激，来提高感知的敏感度。

**（2）提高安全意识**：保持床单整洁、干燥、无渣屑，防止存在感觉障碍的身体部位受压或受到机械性刺激；在洗发、擦身、沐浴时，注意水温度的调节，先用健侧去试水温是否合适，以避免患侧烫伤。肢体保暖需用热水袋时，应提高警惕，水温不宜超过 50℃，并外包毛巾，加强观察防止烫伤，避免使用艾灸、拔火罐等理疗措施。对感觉过敏的患者尽量避免不必要的高温或过冷刺激。

# 13. 如何缓解特发性炎性脱髓鞘病的焦虑、抑郁情绪?

面对特发性炎性脱髓鞘病的各种不确定性,包括诊断过程、如何用药、何时复发、预后如何等,患者往往存在各种情绪困扰。正确处理情绪压力可以提高患者对治疗的依从性,并且改变预后。当发现自己被负面情绪困扰时,可以试试下面几种放松疗法应对压力:

## (1)放松疗法

1)呼吸放松:呼吸状态与压力程度有关,因此,可以通过调整呼吸来缓解压力。以下是具体的步骤:首先,找到一个最放松、最舒适的姿势,可以是

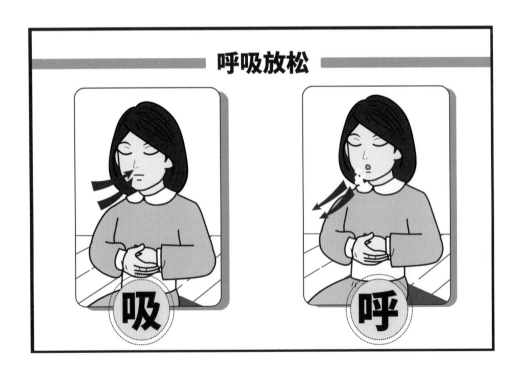

靠坐在椅子上或仰卧在床上。然后，将双手放在小腹上，收紧小腹，用鼻子深深地吸气，让气体充分填充到小腹。接着，缓慢而深沉地呼气，同时将小腹慢慢地缩回。重复以上步骤，反复做 10 次。通过这种呼吸训练，可以缓解压力，放松身心。

2）蝴蝶拍：将双手放在胸前，然后右手移至左上臂，左手移至右上臂，随后左右手交替轻轻拍打上臂。随着缓慢轻拍，会逐渐感觉到舒适感提升，身体也会随之变得越来越平静。

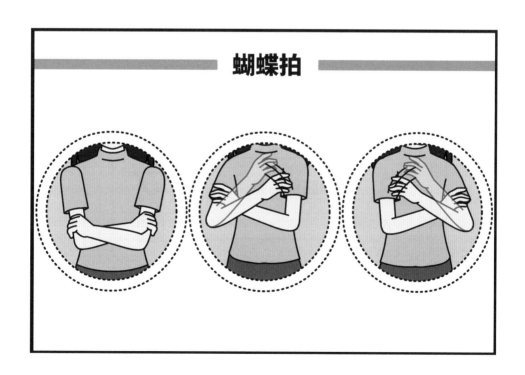

**蝴蝶拍**

（2）**行动清单**：制订自己能实现的计划。医生的专业建议对疾病的治疗和康复很重要，按医嘱进行疾病修饰治疗及相关药物治疗外，包括做一些动作缓慢、柔和平稳的训练，如步行、弹力带训练，增强肢体力量等有氧运动；症状稍重的患者，可进行上下床、起坐、移动等运动，将有助于恢复日常生活能力。

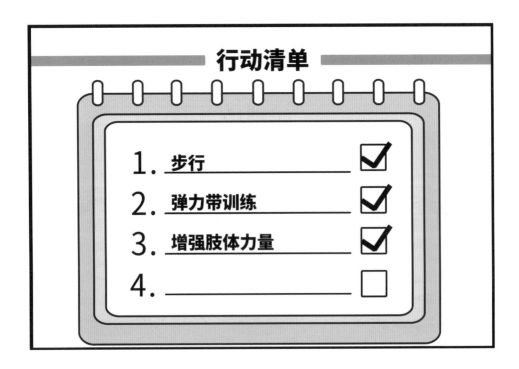

（3）**尝试接受**：试着去接受这种"坏运气"，并尽力保持力所能及的工作，如寻找一个更容易上手的，不需要太多运动或精细作业的工作；重新拾起一直计划去做但被耽搁下来的事；培养兴趣爱好，如阅读、摄影、欣赏音乐、学一门小手艺等，这些都将保持患者的独立性，并从生活中获得价值感。

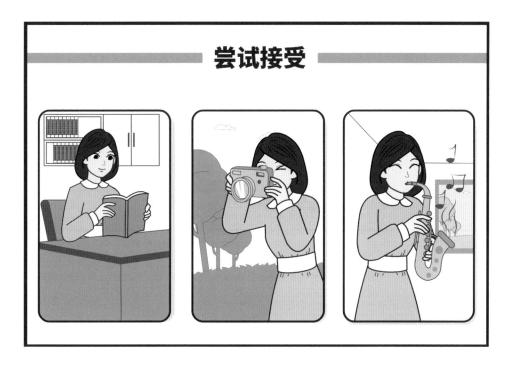

（4）**坦诚沟通**：坦诚地与家人沟通，可以更容易地释放患病带来的精神压力，从家人那里获得心理支持，一起探讨疾病造成的影响和对未来的担忧，将有助于做好长期应对疾病治疗的准备，是患者对抗疾病的重要力量来源。

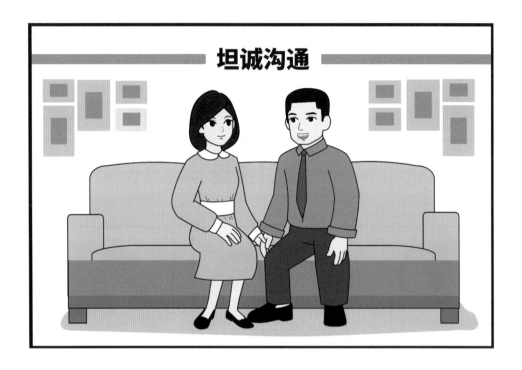

总之，疾病不是生活的全部，找到一条与自己和解的道路，带着疾病面对未来的生活才是最勇敢的。

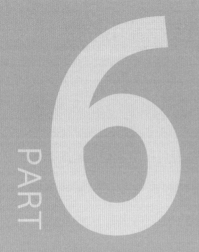

PART

6

第六篇

**预防篇**

# 1. 怎样才能减少特发性炎性脱髓鞘病的复发?

（1）**规律复诊和监测**：遵循医嘱，规律复诊向医生说明近期疾病发展情况。医生可以根据病情调整治疗方案，确保患者在症状加重时能够得到及时的干预。如果考虑妊娠，一定要提前与医生讨论是否需要换药或调整用药。

（2）**药物治疗**：在缓解期，疾病修饰治疗可以调节免疫系统的活动，减少其攻击神经系统的程度。患者应该在医生的指导下，按时、按量用药，减少疾病复发。

（3）**保持健康的生活方式**

1）合理饮食：摄入富含抗氧化剂的食物，如维生素 C 和维生素 E，能够保护神经系统。在饮食中应注重维生素 D 的补充，同时保持饮食均衡，远离过多的脂肪和糖。建议选择低脂、高蛋白、高维生素、易消化、无刺激的食物。

2）适量运动：适度的锻炼有助于维持免疫系统的平衡，增强身体的抵抗力。但运动强度不应过大，高强度运动易导致疲惫或体温升高。

3）戒烟和限酒：吸烟和过量饮酒会加重疾病的发病风险和症状。戒烟和限制酒精摄入是非常重要的。

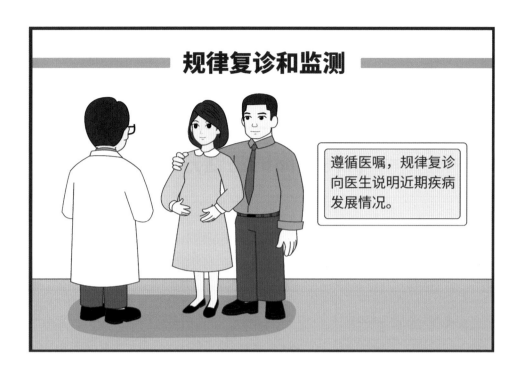

# 规律复诊和监测

遵循医嘱，规律复诊向医生说明近期疾病发展情况。

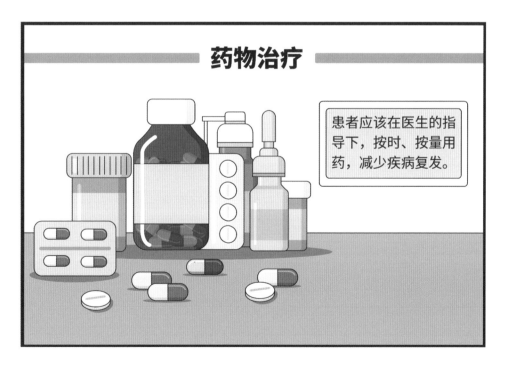

# 药物治疗

患者应该在医生的指导下，按时、按量用药，减少疾病复发。

# 保持健康的生活方式

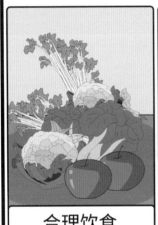
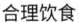

合理饮食

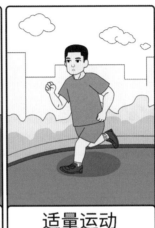

适量运动

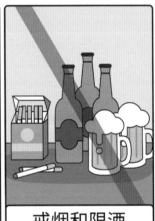

戒烟和限酒

## （4）减少疾病复发的诱因

1）避免过度疲劳、精神紧张，学会放松、冥想、锻炼等方式来减轻压力。

2）避免使用过热的水洗澡和在强烈的阳光下高温暴晒，并且在日常生活中尽量减少促使体温升高的情况发生。

3）充足的睡眠有助于促进身体的康复和免疫系统的调节。建立规律的作息时间，确保每晚 7～9 小时的睡眠时间。

4）预防感染：感染可能会引发免疫系统的异常活动，日常生活中要保持个人卫生、经常洗手，避免进入拥挤的场所，进入医院、影院等人多的封闭空间时佩戴口罩。

# 2. 长期使用激素类药物和免疫抑制剂应注意什么?

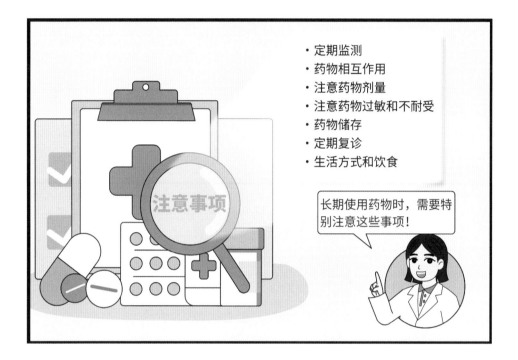

长期使用糖皮质激素和免疫抑制剂时需要特别注意以下事项:

（1）**定期监测**：对于长期使用药物的患者,定期进行医学检查和监测至关重要。这些检查包括监测血液指标,如血常规、肝功能、肾功能、凝血指标,以及药物浓度和其他相关生理参数,以确保药物未引起不良反应或副作用。特别是对于使用免疫抑制剂的患者,应特别注意预防感染的发生。

（2）**药物相互作用**：长期服药的患者应注意避免不同药物之间的相互作用。某些药物可能会影响其他药物的代谢,因此必须在医生的指导下合理使用药物。

（3）**注意药物剂量**：严格遵循医生的建议，按照处方和剂量服用药物。不要随意增加或减少药物剂量，以免引发问题。

（4）**注意药物过敏和不耐受**：如果出现过敏反应或不良反应，应立即告知医生，包括皮肤瘀点瘀斑、牙龈出血、黑便、呼吸困难、肌肉疼痛、恶心呕吐等症状。

（5）**药物储存**：存储药物应按照药物标签上的建议，避免存储在阳光直射和潮湿环境。

（6）**定期复诊**：定期到医院复诊，讨论药物疗效和用药不适感。医生可能会根据患者的反应来调整治疗计划，需遵医嘱合理用药。

（7）**生活方式和饮食**：在使用药物的同时，注意保持健康的生活方式，包括合理饮食、适度锻炼、戒烟和限酒。

# 3. 患神经系统罕见病需多久 到医院复查一次？

一般而言，复查的频率取决于疾病的类型和患者的病情。针对不同的疾病有不同的随访复查计划。

免疫系统疾病，在疾病活动期，一般需要患者每 1~3 个月复诊一次，复诊时与医生及时沟通是否需要进行药物的调整，长期服用某种或某些免疫抑制剂时，患者的药物副作用及感染肿瘤的风险会有所增加，需要复诊及监测药物不良反应，医生根据个体化病情选择相应的药物治疗方案。疾病进入恢复期/稳定期后，可 3~6 个月复诊调药。

一些慢性周围神经系统疾病，由于神经修复较慢，在进行神经康复训练的同时，可通过电生理检查观察神经功能的恢复情况，一般复查时间在半年左右。

**药物副作用监测**：对于长期使用药物的患者，需要监测药物的副作用，包括血常规、肝肾功能、血小板功能等。复查频率将根据使用的药物和患者的病情而定。

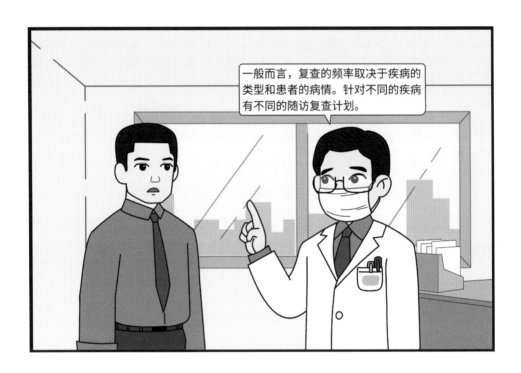

# 4. 患特发性炎性脱髓鞘病能接种疫苗吗？

疫苗是预防感染性疾病的重要手段，因此患中枢神经系统脱髓鞘病的患者非常关心自己能不能正常接种疫苗。其实患者能否接种疫苗不能一概而论，需要根据患者的病情及疫苗种类进行综合评估。

如果患者正处于急性发病期，病情不稳定或有明显的神经系统受累症状，如抽搐、晕厥和癫痫等，则不建议接种疫苗。病情稳定时，是否接种疫苗需要评估利弊，如被狗咬后，接种狂犬病疫苗是非常有必要的，若不接种狂犬病疫苗可能出现危及生命的情况。另外，如果患者正在使用免疫抑制剂或糖皮质激素类药物等，如复方环磷酰胺片、醋酸泼尼松片等，以上药物可能会影响疫苗在体内产生抗体，减弱疫苗效果。如接种疫苗，建议接种灭活疫苗，不建议接种活疫苗或减毒活疫苗。

如果脱髓鞘患者病情稳定或在治疗之后，病情长时间得到好转并控制，在经过临床医生及接种医生的评估同意后可以接种疫苗。需注意，接种疫苗后应在医院观察 30 分钟，防止出现异常状况。接种疫苗时还需要注意一些常规的疫苗接种禁忌证，如果患者已经知道对疫苗的某些成分会出现严重的过敏反应，或在之前接种同类疫苗时出现过严重的不良反应，如出现全身严重性皮疹、过敏性休克、喉头水肿等情况，需要谨慎选择接种。

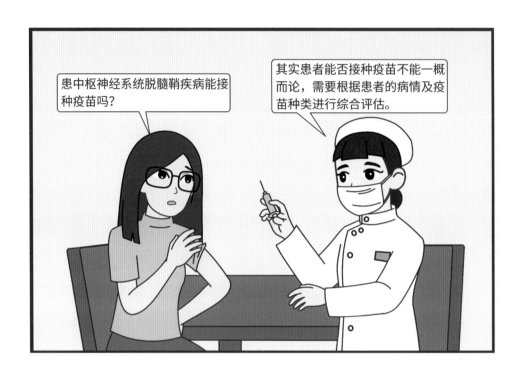

# 5. 患神经系统罕见病应怎样管理育龄期和妊娠期？

这是育龄女性常常面临的问题，那么神经系统罕见病会影响怀孕吗？这个问题其实取决于以下几点：所患疾病是否会遗传给下一代？妊娠是否会加重病情？疾病本身是否影响胎儿的健康？疾病用药是否影响胎儿的健康？

如前所述，有些神经系统罕见病属于遗传类疾病，如果患有这类疾病，是会遗传给下一代的，建议患者进行遗传咨询。对于不会遗传的疾病，就可以安全妊娠吗？众所周知，妊娠对于女性是巨大的挑战，母体本身会经历各种考验，最主要的是对免疫水平稳定性的挑战。因此，当患有免疫相关的神经系统罕见病时，如特发性炎性脱髓鞘病、免疫介导性周围神经病、重症肌无力等，建议先治疗神经系统疾病，当疾病稳定后再考虑备孕，怀孕期间不仅需要定期产检，还需要定期到神经内科复诊，严密观察病情变化。虽然每个家庭都很期待宝宝的到来，但母亲的健康才是胎儿健康的最大保障。

此外，当患者服用某些免疫调节药物时，要与医生沟通药物剂量和停药时间，如多发性硬化患者在应用一些疾病修饰治疗药物时，就不能在服药期间妊娠，患者需要在备孕前停药（不同药物提前停药的时间不同），产后也应尽快复诊评估是否需要重启免疫调节治疗。一部分重症肌无力患者在妊娠期病情可能加重。吗替麦考酚酯和甲氨蝶呤能使胎儿致畸，孕前需要停药。

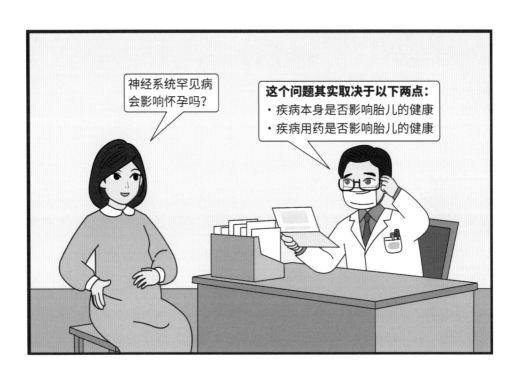

# 参考文献

［1］ 贾建平, 陈生弟. 神经病学［M］. 8版. 北京: 人民卫生出版社, 2018.

［2］ 王维治. 神经病学［M］. 3版. 北京: 人民卫生出版社, 2021.

［3］ 中华医学会神经病学分会神经免疫学组. 多发性硬化诊断与治疗中国指南(2023版)［J］. 中华神经内科杂志, 2024, 57(01): 10-23.

［4］ 黄德晖, 吴卫平, 胡学强. 中国视神经脊髓炎谱系疾病诊断与治疗指南(2021版)［J］. 中国神经免疫学和神经病学杂志, 2021, 28(06): 423-436.

［5］ 常婷. 中国重症肌无力诊断和治疗指南(2020版)［J］. 中国神经免疫学和神经病学杂志, 2021, 28(01): 1-12.

［6］ 中华医学会神经病学分会, 中华医学会神经病学分会周围神经病协作组, 中华医学会神经病学分会肌电图与临床神经电生理学组, 等. 慢性炎性脱髓鞘性多发性神经根神经病诊治中国专家共识2022［J］. 中华神经科杂志, 2023, 56(02): 125-132.

［7］ 中华医学会神经病学分会神经感染性疾病与脑脊液细胞学学组. 中国自身免疫性脑炎诊治专家共识(2022年版)［J］. 中华神经科杂志, 2022, 55(09): 931-949.

［8］ 中华医学会神经病学分会肌萎缩侧索硬化协作组. 肌萎缩侧索硬化诊断和治疗中国专家共识2022［J］. 中华神经科杂志, 2022, 55(06): 581-588.